Ancre et caducée

Dr Dominique JÉGADEN

Ancre et Caducée

Une histoire de la médecine maritime contemporaine

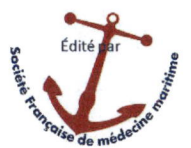

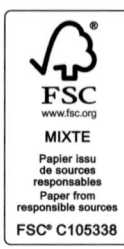

© 2024, Dominique Jégaden

Édition : BoD • Books on Demand GmbH, In de Tarpen 42,

22848 Norderstedt (Allemagne)

Impression : Libri Plureos GmbH, Friedensallee 273, 22763

Hamburg (Allemagne)

ISBN : 978-2-3225-0632-3

Dépôt légal : Avril 2018

À Jean-Dominique Dewitte

À Jean-Pierre Auffray

À David Lucas

A tous mes amis de la médecine maritime

« Un autre but que je serais heureux d'atteindre, serait de sauver de l'oubli les noms des hommes illustres qui, à différentes époques, ont honoré la médecine navale. En rappelant leurs travaux, leur dévouement aux populations maritimes, leurs titres nombreux à l'estime publique, je fournirai à leurs successeurs de nobles exemples à imiter, et j'essaierai de réparer l'injustice des temps où ils ont vécu »

Amédée Lefèvre

(*Histoire du Service de santé de la Marine*)

Avant-propos

Peu d'ouvrages dans le monde sont consacrés à l'histoire de la médecine maritime et encore moins en France. Dominique Jégaden, notre ancien président, publie ce livre en s'intéressant plus particulièrement à la période contemporaine qu'il a bien connue, puisqu'il en est un des acteurs. C'est un livre d'histoire mais également un témoignage écrit avec passion. Sans esprit de polémique, le livre est un "parler-vrai" sur sa vision, parfois critique, de l'organisation de la médecine maritime, sur son enseignement et sur la recherche ainsi que sur la place de la médecine maritime française dans le monde actuel. C'est également un document unique sur l'histoire, notre histoire, de la Société Française de Médecine Maritime dont il est un des fondateurs et le principal acteur de son développement.

Professeur Jean-Pierre Auffray

Président de la Société Française de Médecine Maritime

« **P**our acquérir la preuve de cette coupable indifférence de la société envers ses membres les plus utiles, il suffit de s'adresser les questions suivantes : Quels sont les travaux scientifiques qui ont été spécialement entrepris à notre époque pour sauvegarder la santé et la vie des marins dans les contrées les plus malsaines du globe ? Encourage-t-on comme on le devrait les progrès de cette importante branche de l'art de guérir qu'est l'hygiène navale ? J'entends dire journellement que cette branche de la médecine est stérile, bornée, et même qu'elle n'existe pas ; je veux détruire ces graves erreurs ». Ce commentaire est issu de la plume du docteur Evariste Bertulus, médecin de marine et professeur d'hygiène navale à Marseille, en 1845. Une bonne centaine d'années plus tard, notre illustre confrère Henri Laborit, lors d'une audience qu'il avait eue avec le Secrétaire d'Etat à la marine, lui expliquait « que l'Hygiène navale aujourd'hui ne pouvait plus se limiter à la dératisation des navires et à la prophylaxie de la fièvre jaune, mais devait être comprise comme une Hygiène du travail, d'un travail dans un environnement particulier, dans une ambiance où les agressions sont multiples et souvent spécifiques, et que tout cela était complètement ignoré de ceux qui avaient dirigé le corps jusque-là » (*La Vie Antérieure*). C'est en entrant, à ma demande, dans ce corps des médecins des gens de mer, en 1980, que je me suis rendu compte que les propos de Bertulus et de Laborit n'avaient pas pris une ride ! Je me suis donc attelé, à mon niveau de médecin de terrain, à la difficile mission de tenter de sortir la médecine maritime française d'un marasme notoire dont très peu de gens avaient conscience.

Ce livre est un témoignage. Un témoignage qui plonge ses racines dans l'Histoire de la médecine navale et s'inscrit dans la pensée de Kierkegaard « *La vie se tourne vers l'avenir, mais se comprend par le passé* ». Nos prédécesseurs du XVIIIe et XIXe siècle, en effet, ont fourni de nombreux traités d'hygiène navale et ont été des précurseurs de haut vol dans de multiples domaines de la médecine (médecine du travail, infectiologie, chirurgie, accidentologie et j'en passe). Le bilan historique est énorme. Néanmoins, du fait du déclin de la marine française dans la deuxième partie du XXe siècle, la médecine maritime y a connu une désaffection notable. « C'est en s'assurant le contrôle des océans que les empires se sont hissés au sommet de leurs ambitions. C'est quand ils perdent le contrôle des mers qu'ils déclinent » écrivait récemment Jacques Attali (*Histoires de la mer*, Fayard). Notre marine décline depuis cinquante ans, entraînant la France dans son sillage. L'histoire contemporaine de la médecine maritime française n'est finalement que le reflet de cette dégradation.

Pourtant, la médecine maritime est actuellement une discipline bien vivante et reconnue comme telle par des universités de plus en plus nombreuses. Des instituts universitaires ou nationaux de médecine maritime ont vu le jour en Grande-Bretagne (Université de Cardiff), en Allemagne (Université de Hambourg), en Norvège (Université de Bergen), et même au Vietnam (Institut National Vietnamien de médecine maritime). À quand un institut français de médecine maritime ?

J'apporte, dans ce modeste ouvrage, ma vision de cette aventure de réhabilitation de la médecine maritime française, telle que je l'ai vécue avec mes collègues. Elle est donc, par définition, partielle et subjective. Je souhaite également que tout ce que nous avons construit ensemble ne reste pas lettre morte.

I – Évolution des problèmes de santé à bord des navires

« Le principal risque ne vient pas toujours de la blessure elle-même, mais de notre isolement, du temps qu'il faut pour rallier le port le plus proche, d'impondérables comme la glace ou la tempête »

Lionel Martin

Capitaine de grande pêche

Forçats de l'océan

Les leçons de l'Histoire maritime

Depuis 1492 et Christophe Colomb (et probablement même avant cette date), les voyages au long cours de plus de trois mois se sont considérablement développés, à la conquête du monde : Vasco de Gama, Magellan, Jacques Cartier, Drake, Cook, Bougainville et La Pérouse. Rien que l'évocation de ces grands marins nous transporte dans un monde qui nous paraît aujourd'hui aventureux, romanesque et quelque part merveilleux. Mais cette épopée maritime s'est aussi accompagnée de désastres sanitaires considérables.

Le premier, et le plus connu, est celui du scorbut, la *peste de mer*, déficit en vitamine C lié à la malnutrition et à l'absence de consommation de produits frais. Cette histoire est exemplaire à plus d'un titre, que ce soit au niveau des errances de la pensée médicale à travers les siècles ou des expériences tellement modernes que cette carence a également suscitées. Les premiers symptômes du scorbut surviennent après environ trois mois de mer. Déchaussement des dents, purulence des gencives, hémorragies, touchent alors de nombreux marins et conduisent à la mort de milliers d'entre eux par anémie et surinfections. Des flottes entières sont décimées avant que l'anglais Hawkins, en 1593, ne découvre qu'en mangeant des fruits frais et en buvant du jus de citron, les effets de cette terrible maladie disparaissent comme par enchantement. Vers 1600, une centaine d'années après le début de cette épidémie, un traitement efficace est trouvé, sans connaître la cause de la maladie et le mécanisme du traitement. Le savoir se propage de manière certaine, puisque, par exemple, en 1604, François Martin de Vitré mentionne dans une *Description du premier voyage fait aux Indes Orientales* qu'il « n'y a rien meilleur pour se préserver de ceste maladie que de prendre souvent du jus de citron ou d'orange ». Mais le pouvoir thérapeutique du jus de citron est attribué à l'acidité du jus et donc vite remplacé, déjà peut-être pour des raisons économiques, dans la Marine anglaise, par une potion acide, *l'élixir vitriolique*. Cette méprise fait réapparaître le scorbut au sein des armées navales anglaises, alors qu'il avait totalement disparu, si bien qu'entre 1740 et 1744, la flotte d'Anson voit les deux tiers de ses marins mourir du scorbut. Il faut saluer ici le médecin de la Royal Navy James Lind qui mène alors une expérience cas/témoins très moderne, à bord du vaisseau *Salisbury*: il sépare douze malades du scorbut en six groupes de deux et donne un traitement différent à chaque paire de marins malades : de l'élixir vitriolique (acide sulfurique dilué), traitement préconisé dans la Royal Navy, mais inopérant ; de l'eau de mer ; un mélange fait d'ail, de moutarde et de raifort ; du vinaigre (pour son acidité, comme l'élixir de vitriol et le jus de citron, qui était considérée comme l'élément traitant) ; du cidre ; deux oranges et un citron. Après quinze jours de traitement, l'amélioration de l'état des malades n'est remarquable que chez ceux qui ont absorbé les oranges et le citron : «*Les deux qui firent usage des oranges et des limons reçurent le soulagement le plus prompt et le plus sensible ; un de ceux-là fut en état de remplir ses devoirs au bout de six jours : à la vérité, les taches répandues sur son corps n'avaient pas entièrement disparu et ses gencives n'avaient pas repris leur état naturel ; mais [...] il fut parfaitement guéri avant d'arriver à Plymouth le 16 juin. Le second fut le mieux rétabli de tous ceux qui étaient dans le même état.*» Cependant, Lind rattache la cause principale du scorbut à l'air froid et humide et ne semble pas avoir vu ni compris l'intérêt et la portée des conclusions thérapeutiques de son expérimentation. Son expérience reste donc inaudible et laisse de marbre l'Amirauté qui ne change aucune disposition, en maintenant le traitement réglementaire. Il faut attendre 1793, soit 50 ans plus tard, pour que Gilbert Blane, médecin de l'Amiral Rodney, réussisse à convaincre celui-ci d'appliquer la méthode de Lind, soit une distribution préventive de 2 cuillerées quotidiennes de jus de citron, ce qui est rendu obligatoire en 1795. Il s'en suit une réduction considérable de la mortalité au sein de la Royal Navy. Au sein des marines françaises civile et militaire, le jus de citron est également bien connu. Duhamel du Monceau, dans son traité *Moyens de conserver la santé des équipages*, publié en 1759, préconise aussi la prise de jus de citron et conseille d'introduire dans la ration alimentaire des légumes frais, des haricots verts, de la choucroute, de l'oseille et des artichauts. La Compagnie des Indes tient compte de ces conseils. Dès l'année 1760, le taux de mortalité à bord des navires de cette compagnie chute en dessous de 10%, alors qu'il avoisinait 25% auparavant. Malgré ce bénéfice concret, et bien que les travaux de Lind aient été publiés en français en 1771, les responsables de la santé des équipages de la Marine Royale persistent dans une vision erronée de la prise en charge des scorbutiques. Dans ses *Réflexions sommaires sur le scorbut* publiées en 1803, Pierre François Keraudren continue de penser que cette maladie est due essentiellement à l'humidité de l'air. Ce n'est qu'en 1856 que Gallerand, professeur à l'Ecole de médecine navale de Brest, finit enfin par faire imposer le jus de citron au sein des rations alimentaires des marins français, soit 250 ans après la découverte du traitement. Il faut noter aussi que le nom de scorbut est, à cette époque, un terme générique qui s'applique certainement à d'autres carences, comme la carence en vitamine B. En 1908, Charcot fait état de survenue chez plusieurs membres de son équipage, et sur lui-même, d'œdèmes des membres inférieurs qu'il attribue à une forme de scorbut, liée à une alimentation exclusive par des conserves, mais qui ressemble plus à un béribéri, du fait de l'insignifiance de signes hémorragiques. D'ailleurs, des publications anglo-saxonnes décrivent une sorte de pathologie mal étiquetée entre le scorbut et le béribéri, appelée *ship beriberi*, probable mélange de carences diverses, dont celles des vitamines B et C. Beaucoup de médecins de marine se sont penchés sur le rapport entre scorbut et béribéri. En 1870, Proeger, médecin de la marine néerlandaise, dans une étude sur l'origine du béribéri, arrive à la conclusion suivante: "Ce n'est qu'une variété de scorbut, comme l'a déjà dit M Hellemann dans une de ses thèses académiques, en 1852". André Autran semble toujours d'un avis similaire dans sa thèse de médecine soutenue à Lyon en 1916, intitulée *Essai historique sur le scorbut et le béribéri*. Il assure que "le scorbut et le béribéri, maladies distinctes quant à leur allure clinique, ont une étiologie à peu près commune. Le scorbut et le béribéri apparaissent au sein des mêmes groupements d'individus (gens de mer), dans des circonstances similaires, frappant avec prédilection les individus qui sont dans l'obligation de restreindre leur alimentation, que celle-ci fasse défaut ou qu'elle soit, surtout, trop uniforme". C'est tout de même bien vu pour une époque qui ignore encore l'existence des vitamines. Casimir Funck isole la vitamine B1 en 1912 et il faudra attendre 1928 (découverte de la vitamine C par Albert Szent-Györgyi) pour conclure définitivement cette page[1].

Mais le scorbut n'est pas le seul mal à bord des navires. L'entassement, la promiscuité, l'hygiène désastreuse des marins

---

[1] J'ai développé toute l'histoire du scorbut et du béribéri dans mon livre : « Les grands perturbateurs. Scorbut et béribéri dans la marine ». BoD éditeur, 2023

les confinent dans un vrai bouillon de culture où les infections font rage: grippe, rougeole, variole, gale, tuberculose se propagent allègrement. L'eau du bord, vite polluée, diffuse la typhoïde et le choléra. La promiscuité avec les rats et leurs puces engendre des épidémies de peste (rappelons ici l'épidémie de peste qui ravagea Marseille en 1720, à partir d'un navire, le *Grand Saint Antoine*) et de typhus, la *"fièvre des vaisseaux"*. Lors de l'expédition de Louisbourg (Canada) conduite par Dubois de la Motte en 1757, le typhus atteint bon nombre de marins. Arrivés à Brest le 23 octobre 1757, les équipages contaminent la ville et une épidémie considérable de typhus touche les habitants, faisant plus de dix mille morts. Le typhus fut appelé alors le "mal de Brest". Extraordinaires vecteurs de maladies, les navires et leurs marins exportent en Amérique la grippe, la rougeole et la tuberculose dans des contrées qui en étaient exemptes. La typhoïde fait également des ravages. "Indépendamment des maladies d'origine coloniale, les médecins de la marine savent aussi avec quelle intensité sévit parfois la fièvre typhoïde sur nos soldats et marins débilités, revenus dans nos ports, casernés dans des vaisseaux à l'ancre. » rapporte le Dr Lagneau dans son recueil *Mortalité des militaires français dans les colonies*, paru en 1889.

À l'inverse, inconnue avant 1494, la syphilis aurait été introduite en Europe par les marins de Christophe Colomb et se serait diffusée très rapidement dans tout le continent, via les guerres et les soldats. Un certain Oviedo relata cette hypothèse en 1514. Celle-ci a longtemps été discutée, quelques auteurs pensant que la maladie existait déjà avant cette date. Mais il est certain qu'elle a été décrite de façon précise par Torella en 1497 et c'est Fracastor qui lui attribua le nom de syphilis en 1530. Finalement de très récentes recherches sur le sujet penchent effectivement pour une origine américaine de la maladie, et donc, pour une importation par voie maritime dès 1493.

La maladie se répand ensuite, par la voie maritime et terrestre, dans le monde entier, devenant un problème de santé considérable, du fait des complications graves à long terme qu'elle suscite. Devant le désastre que procurait cette infection, en particulier en Indochine, une circulaire du Ministre de la Marine et des Colonies est publiée en 1888, instaurant un certain nombre d'obligations, comme une visite médicale de l'équipage avant l'arrivée dans chaque port, une visite de santé bimestrielle dans tous les postes militaires indochinois, une surveillance de la prostitution, et une visite avant rapatriement la veille du débarquement en France... Les maladies sexuellement transmissibles en général font partie de la routine médicale du médecin de marine jusqu'à l'apparition du SIDA, dans les années 1980, qui donne un sérieux coup de frein à ces pathologies.

Une commission sur le *péril vénérien dans la Marine* voit le jour au sein de la Société de prophylaxie sanitaire et morale. On y lit, dans le compte-rendu de sa séance du 10 mai 1902 : « Dans les grandes Compagnies de navigation, comme la Compagnie générale transatlantique, par exemple, on procède avant l'embarquement à la visite des hommes ; et tout vénérien atteint d'accidents contagieux est laissé sur le quai. Mais direz-vous, « voilà une mesure bien contraire à vos tendances protectionnistes, l'idéal, pour vous, devant être d'isoler tous les vénériens en pleine mer?» Oui, si l'on pouvait les y retenir assez longtemps ; mais comme on ne le peut, il est intéressant de savoir quels résultats sont obtenus par cette mesure d'exclusion dont il vient d'être question. Voici la réponse de M. Martin-Dupont, médecin en chef de la Compagnie générale transatlantique, au Havre : « En pratique je crois qu'un examen médical sérieux fait avant l'embarquement des équipages du commerce, serait une excellente barrière à opposer aux maladies vénériennes qui leur paraîtraient ainsi très redoutables. Sur nos 2 500 hommes embarqués, c'est à peine si nous voyons, grâce à cette mesure, se produire, de loin en loin, quelques cas de ce genre ». En 1975, lorsque j'étais jeune médecin-major de l'escorteur d'escadre *Forbin*, conserve de la *Jeanne d'Arc*, j'ai dû traiter une centaine de cas de blennorrhagie, de chancre mou et tout de même quatre cas de syphilis, pendant les cinq mois de campagne, pour 175 hommes d'équipage. J'en voyais d'ailleurs revenir à l'infirmerie après chaque escale... À propos d'escales, l'expansion coloniale a, bien entendu, véhiculé moultes maladies tropicales, en premier lieu la malaria et la fièvre jaune, qui touchaient les marins en mer.

Jean-Baptiste Mahé, professeur à l'école de médecine navale de Brest, résume ces risques: « Là-bas sur les rives empestées de l'Atlantique, vous rencontrerez le redoutable sphinx de la malaria, pernicieux protée le fantôme délirant du typhus, le spectre livide et glacé du choléra, le masque jaune du « vomito negro ». Méfiez-vous ! de la terre et des eaux s'exhale un souffle empoisonné » (1875)

La mondialisation des transports maritimes aujourd'hui maintient d'ailleurs le risque de paludisme, mais aussi de maladies plus récentes comme la dengue, le chikungunya ou le virus zika. Le problème de la diffusion du VIH chez les marins reste une préoccupation de premier plan au niveau international et des campagnes de sensibilisation sont régulièrement lancées dans le milieu maritime.

Les séjours prolongés en mer et la vie confinée au sein du navire n'exposent pas les marins qu'aux seuls risques infectieux et nutritionnels. Ils provoquent au XVIIIe et XIXe siècles des "coliques sèches", dont la cause, qui a longtemps été inconnue, est découverte, et démontrée par Amédée Lefèvre, brillant médecin de marine, en 1859: il s'agit d'une intoxication au plomb, omniprésent à bord. "Il prouva qu'un vaisseau de 90 canons comprenait dans sa masse 13 tonnes de ce métal. Il le montra partout à l'état métallique comme élément architectural, comme revêtement des parois dans les soutes et les gattes, comme agent usuel de l'économie du bord dans les machines distillatoires, les charniers, les pompes à eau, dans les boîtes de conserves, les ustensiles étamés, les vases en étain de l'hôpital, les caisses à eau zinguées à l'intérieur, comme composés plombiques dans les provisions de céruse et de minium dans les peintures appliquées, les mastics de la machine" peut-on lire dans le tome 128 de la *Revue maritime et coloniale* de 1816. Cela nous rappelle bien sûr le scandale sanitaire de l'amiante à bord des navires au XXe siècle qui touche encore, par ses effets à long terme, bon nombre de marins aujourd'hui.

Pour connaître les problèmes de santé existants dans la Marine à la fin du XIXe siècle, il suffit de se référer à l'instruction du 8 avril 1891, signée de Barbey, ministre de la marine, instruction "pour servir de guide aux médecins de la Marine, dans l'appréciation des infirmités, maladies ou vices de conformation qui rendent impropre au service de la flotte." Il s'agit d'ailleurs du premier guide de ce type. On y lit que "tout homme atteint de calvitie précoce, d'alopécie, d'éruption quelconque du cuir chevelu, d'écoulement d'une ou des deux oreilles, ancien ou récent, de blépharite, de maladie des yeux, d'accidents syphilitiques, ou de toute autre maladie, même curable, dont la première conséquence serait la nécessité actuelle ou prochaine d'un traitement à l'hôpital, doit être renvoyé". On y trouve aussi une nomenclature des maladies qui décrit, entre autres noms poétiques, la scrofulose, la morve et le farcin, le rupia penphigus et le sycosis ou encore l'épulis. Parmi la litanie des descriptions de pathologies, celle qui porte le numéro 59 a attiré particulièrement mon attention: c'est la nostalgie. Elle comporte la description suivante: "la nostalgie n'est pas une maladie proprement dite, mais une cause prochaine de maladie qui n'existe que chez l'homme sous les drapeaux. Un congé temporaire suffit le plus souvent pour ramener le courage du jeune marin; au cas où la nostalgie persiste, amène une altération profonde de l'organisme et menace la vie, elle nécessite la réforme". La nostalgie est souvent retrouvée au sein des écrits maritimes du XIXe siècle. Le chirurgien de marine Justin Santi, écrit un article "De la nostalgie à bord des navires de guerre" pour les *Annales d'hygiène publique et de médecine légale* de 1836. Je le cite : « Un train de vie monotone, un travail rude, surtout pour eux que le découragement, l'ennui et le mal de mer ont déjà affaiblis, leur font éprouver une émotion, une sensation pénible, d'où dérive cette tristesse profonde, et cette langueur qui les accablent et les rendent bientôt malades ». La maladie en question est appelée « psychose nostalgique ». A la même époque, le psychiatre Georget écrit ceci : « De la nostalgie, je rapprocherai l'hypochondrie, plus spécialement fréquente parmi les officiers de marine. Pendant ces longues traversées, ces croisières insipides que rien ne remplit, durant ces quarts paisibles et solitaires des belles nuits, l'âme s'abandonne à de vaines chimères, s'y livre aux illusions de l'amour-propre, aux rêves de l'ambition qui fermentent et se créent des fantômes brillants que le réveil dissipe, laissant à leur place la triste réalité et la perception désolante de la situation actuelle ».

Dès le XIXe siècle, un effort a été très important pour tenter d'enrayer cette nostalgie, en incitant les équipages à jouer, danser, pendant leurs temps de loisirs et le système de quarts a été mis en place pour assurer un temps de repos correct aux marins.

Nostalgie, mère de l'ennui. Ennui, père de l'alcoolisme et des toxicomanies qui semblent inhérentes au métier de marin depuis des centaines d'années. « Tous les ports français ou étrangers sont les lieux où toute une race, une belle et forte race d'hommes, marins au long cours ou au cabotage, pêcheurs de haute mer ou du littoral, vient s'abrutir et chercher la mort, pendant que la famille absente, grands-parents, femmes et enfants, attendent l'argent gagné par le père, pour payer le pain de chaque jour. Argent qui se perd dans les cabarets et les mauvais lieux des grands ports, (qu'on ne vienne pas nous dire que nous exagérons, les exemples de marins perdant en quelques soirées des centaines de francs, prix d'une longue traversée, sont choses ordinaires. L'on peut ainsi juger la quantité d'alcool, d'apéritifs, de liqueurs, de toxiques de toutes espèces, qui vient ruiner ces organismes déjà souvent atteints par les fatigues d'un long voyage ou les maladies gagnées en pays étranger. Puis combien de fois, à la faveur de leur ivresse, n'achève-t-on pas de dépouiller entièrement les malheureux matelots. » (Dr H. Lugand, *Assistance maritime, au point de vue des secours médicaux et de la lutte contre l'alcoolisme*, 1900).

La recherche en médecine navale et maritime entre le XVIIe et le XXe siècle

Entre le XVIIe et le XXe siècle, l'importance de la Marine civile et militaire est considérable, permettant aux pays qui s'en sont pourvus la conquête du monde. Les médecins et chirurgiens ne sont pas en reste pour faire progresser la santé et l'hygiène des équipages, sachant très bien que le maintien en bonne santé de ceux-ci était primordial. N'est-ce pas l'amiral anglais Nelson qui déclare : « *Dans les opérations militaires, le plus important, c'est la santé* » ?

Il faut souligner ici le rôle primordial qu'a joué, en France, l'ouverture de trois écoles de médecine navale : l'école de médecine navale de Rochefort en 1722, celle de Toulon en 1725 et celle de Brest en 1731. Sous l'impulsion de Chardon de Courcelles, l'école de Brest prit le nom de Collège royal de chirurgie de la Marine en 1775, puis d'École de médecine et de chirurgie de la Marine en 1783. Les professeurs de ces trois écoles devaient être possesseurs d'un doctorat en médecine, généralement soutenu soit à Paris, soit à Montpellier, ce qui n'était pas forcément le cas des officiers de santé exerçant à bord. Ils devaient aussi être nommés à la suite d'un concours. Beaucoup d'entre eux furent d'éminents professionnels, tous aujourd'hui méconnus : les noms de Clémot, Tuffet, Duret, Quoy, Fonssagrives, Amédée Lefèvre, Maher, Lesson, Quesnel, Roux, entre autres, n'évoquent plus rien aujourd'hui alors qu'en leur temps ils furent tous des pionniers de la recherche en médecine et chirurgie. Mais aucun des trois ports abritant ces écoles n'étaient des villes universitaires. Or, le doctorat en médecine étant devenu obligatoire pour l'ensemble des médecins de la marine à partir de 1885, c'est finalement l'université de Bordeaux qui fut choisie au détriment de celle de Montpellier pour recevoir la nouvelle École principale du service de santé de la marine. Les trois fameuses écoles devinrent alors des écoles annexes préparatoires au concours d'entrée à l'école de Bordeaux jusqu'en 1960, ce qui provoqua leur déclin.

Dans cette période de l'Histoire, de nombreux traités de médecine maritime voient le jour, relatant le haut niveau de recherche dans ce domaine. Passons en revue quelques grands auteurs, pour la plupart oubliés aujourd'hui.

Pierre CHIRAC (1648–1732) est professeur à l'Université de Montpellier, Premier médecin du Roi Louis XV. Avant d'être nommé professeur, il est médecin de l'Armée de Roussillon en 1692, commandée par le Maréchal de Noailles, puis médecin du port de Rochefort, ville alors insalubre où sévit la *Maladie de Siam* (fièvre jaune). Il consacre, en 1724, un ouvrage relatif aux « *Observations générales sur les incommoditez, ausquelles sont sujets les équipages des vaisseaux. Et la manière de les traiter* ». Il s'agit d'un manuel destiné à servir de guide aux chirurgiens embarqués à bord des vaisseaux de la Compagnie des Indes, leur dictant la conduite thérapeutique à suivre dans chacun des cas examinés. Ce qui rend cet écrit innovant, ce sont surtout les dernières pages où il charge ces chirurgiens de toutes sortes de missions à accomplir lors des escales dans les pays lointains, afin de renseigner le monde savant du XVIIIe siècle sur mille questions qu'il se pose alors, tant en ce qui concerne la médecine que l'anthropologie, l'histoire naturelle, etc. Chirac a aussi son idée sur les causes du scorbut, « *espèce d'affection hypocondriaque, produit ordinaire des mauvaises nourritures, des viandes salées, du mauvais biscuit et des légumes (secs probablement) dont on use dans les vaisseaux, ainsi que de l'ennuy et de la tristesse, qui saisissent l'esprit des équipages dans les voyages de long cours* ».

Henri-Louis DUHAMEL DU MONCEAU (1700–1782) n'est pas médecin ni chirurgien, mais physicien, botaniste et agronome, fondateur de l'École des ingénieurs-constructeurs des vaisseaux royaux (1765). Il a été membre de l'Académie de marine et Inspecteur général de la marine. Il est connu pour ses écrits sur l'architecture navale (*Elemens de l'architecture navale ou traité pratique de la construction des vaisseaux ; Traité de la fabrique des manœuvres pour les vaisseaux ou l'art de la corderie perfectionné*). Mais il est également l'auteur du traité intitulé *Moyens de conserver la santé aux équipages des vaisseaux*, édité en 1759. Dans la préface, Duhamel du Monceau précise « *qu'il n'y est question que de précautions qu'on peut prendre pour prévenir les maladies, et nullement de ce qui regarde leur curation... Et la curation est du ressort des chirurgiens des vaisseaux* ». En fait, Duhamel du Monceau, en bon ingénieur, constate que les maladies surviennent lorsque l'air n'est pas en mouvement : « *Pourquoi les équipages qui traversent un vaste espace, d'un air aussi pur que nous l'avons dit, sont-ils sujets à tant de maladies ? C'est que les vaisseaux ont, pour ainsi dire, leur atmosphère particulière, et qu'ils portent dans eux le principe de la corruption de l'air que les équipages sont obligés de respirer.* » Il préconise donc, avec raison, une ventilation efficace de l'intérieur des vaisseaux et l'utilisation de manches à vent et de soufflets pour cela. Bien que de profession non médicale, il faut admettre que Duhamel du Monceau est un précurseur de la médecine de prévention, au moins dans son principe : *C'est lorsque l'équipage se porte bien, et avant que les maladies se soient déclarées, qu'il faut prendre toutes sortes de précautions pour les prévenir, et ne pas attendre, comme on le fait ordinairement, à mettre en usage tous les moyens qu'on peut imaginer à la hâte, lorsque tout un équipage est sur les quadres».*

Etienne CHARDON de COURCELLES (1705–1775) est Premier Médecin du Roi et de la Marine, professeur de chirurgie, fondateur et premier directeur de l'école de chirurgie navale de Brest en 1742. Affecté, le 2 avril 1746, en qualité de médecin en chef, à l'escadre du duc d'Anville, il s'efforce de combattre la terrible épidémie de typhus qui décime les marins et les soldats. Rentrant en France sur le vaisseau-hôpital le *Mercure*, il est capturé en août 1746 dans l'Atlantique nord par le vaisseau anglais de 90 canons *Namur*. En 1749, il soigne des centaines de forçats transférés de Marseille à la suite de la suppression du corps des galères de France et arrivés à Brest dans un état de santé déplorable. Il est nommé premier médecin de la Marine à Brest en 1756. Il rénove et développe le jardin botanique de l'hôpital de Brest, étudie les moyens de dessaler l'eau de mer, se passionne pour la conception et la construction de ventilateurs et s'intéresse à la diététique des gens de mer. Membre ordinaire de l'Académie royale de Marine le 24 avril 1769, il est également membre de l'Académie des Sciences et correspondant d'Henri-Louis Duhamel du Monceau. Il est l'auteur, en 1746, d'un *Manuel de la saignée pour l'instruction des élèves-chirurgiens de la marine de l'École de Brest*, en 1756 d'un *Manuel des opérations les plus ordinaires de la chirurgie pour l'instruction des élèves-chirurgiens de la marine de l'école de Brest*, et d'un *Abrégé d'anatomie pour l'instruction des élèves chirurgiens de la Marine de l'école de Brest*, daté de 1751-1753.

James LIND (1716–1794) est un des plus illustres médecins écossais, médecin de la Royal Navy et pionnier de l'hygiène navale. Il publie en 1758 un *Essai sur les moyens les plus propres à conserver la santé des gens de mer*, réédité en 1779. Ses recommandations contiennent de nombreuses idées novatrices pour l'époque, concernant l'hygiène, la nutrition, l'importance du feu et de la fumigation pour combattre les infections, et aussi la destruction des vêtements et de la literie pour empêcher la propagation du typhus à bord des navires. Il en conclut que « *toutes les maladies sont plus faciles à prévenir qu'à guérir* ». Mais il est surtout connu pour son *Treatise of the Scurvy in Three Parts. Containing an inquiry into the Nature, Causes and Cure of that Disease, together with a Critical and Chronological View of what has been published on the subject,* publié en 1753, et traduit en français en 1761. Nous avons déjà relaté son expérience cas/témoins dans le chapitre précédent.

En 1764, le hollandais Louis ROUPPE (1729–1780), médecin de la marine néerlandaise, publie un livre en latin, *De Morbis Navigantum, Liber Unus*. D'après E.F. Dezeimeris, auteur d'un *Dictionnaire historique de la médecine* paru en 1839, Louis Rouppe est l'auteur « *d'un des meilleurs ouvrages que nous possédions sur la médecine navale. On avait vu avant lui, et on a vu depuis tant de médecins écrire sur les maladies des gens de mer, qui n'avaient voyagé qu'en idée, et n'avaient observé que dans leur cabinet, qu'on doit attacher du prix à l'ouvrage d'un homme qui n'a écrit que ce qu'il a vu* ».

Deux ans plus tard, en 1766, un ancien *chirurgien navigans*, G. MAURAN, édite à Marseille, un *Essai sur les maladies qui attaquent le plus communément les gens de mer*, puis en 1786, un *Avis aux gens de mer sur leur santé, Ouvrage nécessaire aux chirurgiens navigans et à tous les marins en général qui se trouvent embarqués dans des bâtimens où il n'y a point de chirurgiens*. Ces ouvrages sont de véritables traités de médecine maritime (520 pages pour le deuxième), passant en revue tous les problèmes de santé pouvant toucher les marins de l'époque, avec des observations de cas, l'explication des causes et les traitements à mettre en œuvre. Sont aussi traités les noyades, les morsures par animaux venimeux, le mal de mer dont la description est assez savoureuse : « *Ces nouveaux embarqués qui, une demi-heure auparavant, étaient si contents, si gais, si dispos, sont renversés pêle-mêle sur le tillac, ou couchés dans les entreponts et dans les chambres sur leurs grabats; ils font les uns et les autres des efforts violens pour vomir, l'un frissonne, l'autre grince des dents ; ils sont tous saisis de crainte, et la pâleur de la mort est peinte sur leurs visages...* ». Dans le chapitre sur le scorbut, Mauran cite Lind, mais en le critiquant, pensant que le scorbut est une maladie contagieuse : « *car les exhalaisons putrides et infectes, qui sortent de la bouche de pareils scorbutiques, étant expirées et reçues dans les poumons de ceux qui sont encore sains, sont capables, malgré toutes les assertions contraires du Docteur Lind, de communiquer le scorbut* ». Il cite tout de même Cook qui « *faisait aussi provision de sirop de limon ou d'orange* ».

La médecine maritime avait, à cette époque, le vent en poupe, puisque, un an après le premier livre de Mauran, c'est Antoine POISSONNIER DESPERRIERES (1723–1793), Médecin du roi, inspecteur général adjoint des hôpitaux de la marine, qui sort, en 1767 donc, son *Traité des maladies des Gens de Mer*, qui sera réédité en 1780. Ce traité présente, à mon sens, un bien moindre intérêt que celui de Mauran, beaucoup plus complet. Mais sa position a dû influencer favorablement la notoriété de son livre. Il consacre le premier chapitre de cet ouvrage au scorbut, comme il se doit. Dans ce chapitre, qui compte une centaine de pages, il cite de nombreuses fois Lind, en le complimentant, et Rouppe, en le critiquant. Il y développe la théorie de l'origine du scorbut principalement dans l'exposition des gens de mer à l'air froid et humide, comme Lind l'avait évoqué, mais en tentant de trouver à cette théorie un substrat physiopathologique : *« car il est bon de répéter que M. Lind regarde l'air humide et froid, comme la seule cause éloignée qui puisse produire par elle-même cette maladie »*. On mesure ici encore à quel point l'expérience de Lind a été totalement incomprise, car Poissonnier Desperrières ne cite à aucun moment le simple mot de jus de citron ! Dans son traité, il recommande aussi des mesures préventives, en particulier un "régime végétal sec", à base de riz et de lentilles, accusant les salaisons de produire un chyle putride. Cette suggestion provoque une levée de boucliers à l'Académie royale des sciences, notamment de la part de Chardon de Courcelles, qui prône un « régime mixte ». Finalement ce régime végétarien n'est pas adopté, au profit du régime mixte. Cependant, Poissonnier perçoit assez bien la dangerosité des poux, liés à la pullulation des rats, en entrevoyant un rapprochement possible avec le typhus, la « *fièvre des vaisseaux* ». C'est finalement, bien plus tard, en 1898, qu'un autre médecin de marine, Paul-Louis Simond, prouvera la responsabilité de la puce du rat dans la propagation des épidémies de peste.

Capitaine d'artillerie et ingénieur, Jean-Claude PINGERON (1730–1795) est l'auteur d'un *Manuel des gens de mer, ou recueil d'observations sur les moyens de conserver leur santé pendant les voyages de long cours*, sorti en 1780. Il s'agit d'un ouvrage dans lequel on trouve, après un précis de l'Histoire de la navigation, des instructions sur le choix des équipages, sur leurs vêtements, la tenue et le régime des matelots et des passagers, … la description d'une pharmacie portative, et un *Traité de médecine et de chirurgie pratique à l'usage des marins…* Ce livre est « *tiré en partie d'un ouvrage anglais composé sur cette matière par Mr Falk* ». Il y parle de la fièvre, du rhume, des fièvres intermittentes, de la toux... et du scorbut ! Il y décrit le traitement du scorbut selon méthode de Cockburn à base de « *raisin sec, de houblon, d'yeux d'écrevisse, ... et d'une quantité suffisante de suc de limon* ». Bien qu'écrit par un non-médecin et en grande partie « pompé » sur un livre anglais (il ne s'en cache pas), ce manuel est très complet (600 pages).

Gilbert BLANE (1749-1834), médecin écossais de la Royal Navy, accompagna l'Amiral RODNEY aux Indes en 1779 et le convainquit de rendre obligatoire le jus de citron pour traiter le scorbut dans les équipages de la Navy. En 1780, il publie *On the most effective means for preserving the health of seamen, particularly in the Royal Navy*. Dans cet ouvrage, Blane préconise de rendre propre les navires, de rajouter des fruits et d'autres végétaux à l'alimentation pour combattre le scorbut, de substituer le rhum au vin, d'établir des infirmeries dans les navires. Il publie en 1785 *Observations on the diseases incident to seamen* (502 pages), puis *Observations of the diseases of seamen* en 1803 (698 pages).

En 1786, un médecin Irlandais de la Navy, Charles FLETCHER, publie *A maritime state considered, as to the health of seamen: with effectual means for rendering the situation of that valuable class of people more comfortable : to which are annexed, some general observations on the diseases incident to seamen*, livre de 342 pages, qui est plutôt une longue dissertation qui n'apporte pas au débat d'éléments nouveaux.

Le *chirurgien-navigans* originaire de Nantes François-Vincent PALLOIS (1771-1847), ex-chirurgien-major des vaisseaux de l'Etat et membre correspondant de l'Académie de médecine, rédige en 1801, pour sa thèse de médecine parisienne, un Traité d'hygiène navale qui restera pendant longtemps un ouvrage de référence en la matière. Le titre en est *Essai sur l'hygiène navale, ou l'hygiène appliquée à préserver du scorbut les équipages des vaisseaux pendant les voyages de long cours*. La première partie du livre fait le point des connaissances sur le scorbut, chapitre obligatoire et permanent dans tous les livres de médecine maritime de l'époque : « *La disette, l'usage d'aliments altérés ou peu propres à réparer les pertes, la faiblesse introduite par les maladies antécédentes, des fatigues excessives ou l'inaction trop prolongée, les affections tristes, le séjour dans les lieux où l'air est difficilement renouvelé, la malpropreté individuelle, sont autant de circonstances qui concourent à produire le scorbut, dont la cause occasionnelle la plus active réside dans l'humidité de l'air* ». Il ne préconise par le jus de citron comme traitement, mais « *les végétaux âcres, tels que les crucifères* ». Les acides végétaux et la bière faite en mer lui paraissent aussi recommandables. Mais c'est dans l'hygiène, sujet de la deuxième partie de son livre, que réside la solution. Il développe l'intérêt de la propreté des lits et des vêtements, ainsi que la propreté du corps, de la tête et de la bouche, la transpiration cutanée supprimée étant, pour lui, presque toujours une des causes du scorbut. Pallois est également précurseur de l'aptitude à l'embarquement : « *On ne devroit recevoir à bord des vaisseaux aucun matelot qui n'eut été visité par un officier de santé chargé de constater qu'il est bien portant et en état de prendre la mer* ».

Thomas TROTTER (1760-1832), chirurgien écossais dans la Royal Navy, est l'auteur, en 1804, d'un essai en trois volume intitulé *Medicina Nautica. An essay on the diseases of seamen*. Ce livre de 431 pages, traite de tous les aspects relatifs aux maladies qui peuvent survenir à bord. Après deux discours introductifs sur l'intérêt et l'état de la médecine nautique (*Medicina nautica*), Trotter passe en revue les états de contagion, le typhus, la fièvre jaune, la dysenterie, la variole, le rhumatisme, les intoxications et termine évidemment par un chapitre sur le scorbut où le traitement de ce mal par le jus de citron, établi définitivement et obligatoirement dans la Royal Navy depuis 1795, suite à l'intervention de Blane, ne fait plus de doute : « *That the lemon juice was equally serviceable as a preventive, as I think evident from the following observation; for the first month, new patients frequently complained, but after that time, the only scorbutic we had, were men pressed aout of merchant ships returning from long foreign voyages* ». Auparavant, en 1793, il avait publié *Observations on the scurvy*.

"J'ai l'honneur de vous adresser un exemplaire de l'ouvrage que je viens de faire imprimer sur l'hygiène navale, branche de la médecine nautique sur laquelle aucun médecin français n'a, pour ainsi dire, jamais écrit", déclare, avec un certain aplomb, Jean-Baptiste DELIVET (1773-1847), médecin en chef de la Marine, lors de la sortie de son livre *Principes d'hygiène navale, où l'Homme de mer considéré dans la navigation, sous les rapports des influences qu'il éprouve, et des moyens propres à assurer la conservation de sa santé,* en 1808. Après plusieurs affectations à bord de navires basés à Brest, capturé par les Anglais en 1798, il se retrouve comme chirurgien à Toulon en 1801. Il est à Trafalgar lors de la défaite de la Marine française le 21 octobre 1805. En 1806, il rédige une thèse intitulée *Dissertation sur la fièvre adynamique dite putride, des vaisseaux, des hôpitaux.* Affecté ensuite à Gênes en Italie, Il y exerce en tant que chirurgien de 1ère classe chargé en chef de la santé en ce port. C'est là qu'il rédige son ouvrage princeps, précis et important qui traite de tous les aspects de la vie à bord et qui

comporte des éléments innovants concernant l'hygiène et la salubrité des navires. Ceci fait de lui un grand hygiéniste maritime.

Pierre-François KERAUDREN (1769-1858) est né à Brest. En 1782, il est élève de l'école de médecine navale de Brest. Il fait ensuite de nombreux embarquements comme chirurgien de marine. En 1801, il est nommé médecin-chef et sert dans l'escadre de l'amiral Bruix. En 1803, il est rattaché au ministère de la Marine et soutient sa thèse de doctorat en 1804 (*Réflexions sommaires sur le scorbut*). En 1813, Napoléon le nomme inspecteur général du service de santé de la Marine, fonction qu'il exerce jusqu'en 1845. Il publie en 1817 *Mémoire sur les causes des maladies des marins et sur les soins à prendre pour conserver leur santé dans les ports et à la mer*, réédité en 1824. Ce livre est constitué de trois sections. La première, intitulée *Dispositions propres à maintenir la salubrité ders vaisseaux* traite de l'air à l'intérieur des navires et de son humidité. « *C'est à son altération qu'on doit spécialement attribuer l'explosion meurtrière de la fièvre dite de vaisseau ou typhus naval* ». La section deux a pour titre *De l'état physique et moral de l'Homme à la mer*. Citant Lind et surtout Rouppe, il trace ici aussi un réquisitoire contre l'humidité de l'air et le froid humide : « *le scorbut, les adynamies, les embarras du système lymphatique, les différentes affections muqueuses ou séreuses, la dysenterie, les diarrhées, les hydropisies générales ou partielles, les fluxions, les coliques, les rhumatismes, l'engorgement des articulations, etc., tous ces maux, qui affligent trop souvent les équipages, reconnaissent l'humidité pour un de leurs principes générateurs, ou sont modifiés par son influence* ». La dernière section se nomme *De la santé des marins dans leur navigation près des côtes et dans les relâches*. Considérant qu'il y a moins de marins malades au large par rapport à la proximité de la terre, Keraudren pense, ici aussi, que la situation est liée à une charge humide plus importante de l'air proche de la terre, ainsi que son caractère chargé d'émanations terrestres.

Amédée LEFEVRE (1798-1869) fait une carrière exemplaire dans la Marine. Il s'engage dans la Marine à l'âge de 13 ans et embarque comme mousse sur la frégate *Elbe* puis sur le vaisseau *Foudroyant*. Il intègre en 1816 l'école de médecine navale de Rochefort. Promu chirurgien, il commence sa carrière dans le Service de santé de la marine en 1818. Il devient professeur de médecine en 1836. Il publie en 1859 *Recherches sur les causes de la colique sèche*. Puis, en 1864, *Nouveaux documents concernant l'étiologie saturnine de la colique sèche des pays chauds*. C'est cette découverte qui lui permettra de rester dans l'Histoire de la médecine, résumée par ces mots : « *Le plomb est d'autant plus dangereux qu'il pénètre dans l'économie sans provoquer de troubles et ne produit ses effets nocifs qu'après accumulation. Les symptômes éclatent après un long espace de temps, brutalement, lorsque le taux de métal est suffisant. Ce temps de latence va de plusieurs mois à plusieurs années et dépend des individus, la pénétration se faisant par inhalation, par ingestion ou par les deux voies* ». Amédée Lefèvre est, assurément, l'un pères de la toxicologie moderne. Il publiera également un ouvrage de référence : *Histoire du Service de santé de la marine et des Ecoles de médecine navale en France depuis le règne de Louis XIV jusqu'à nos jours (1666-1867)*.

A noter la parution en 1828, d'un *Précis d'hygiène navale*, suivi d'un *Recueil analytique des meilleurs écrits publiés sur les quatre maladies les plus redoutables aux navigateurs européens en Amérique et aux Indes, le scorbut, le tétanos, le choléra-*

morbus et la fièvre jaune par un certain DA-OLMI, professeur de physique, membre de plusieurs sociétés savantes.

Charles Polydore FORGET (1800–1861), est ancien chirurgien de la marine au port de Rochefort puis professeur de clinique médicale à Strasbourg. Son livre, publié en 1832, *Médecine navale, ou Nouveaux éléments d'hygiène, de pathologie et de thérapeutique médico-chirurgicales, à l'usage des officiers de santé de la marine de l'Etat et du commerce* est composé de trois parties. La première, *hygiène navale*, reprend les connaissances du moment sur le navire et l'équipage. La seconde, *médecine navale*, est plus intéressante et fait le point sur les pathologies des marins : il y décrit en particulier la « *calenture* ». C'est une affection qui attaque les navigateurs dans les latitudes très chaudes, pendant les longs calmes, au sein des excessives chaleurs qui règnent dans les entreponts pendant la nuit, et qui consiste en un « *délire phrénétique accompagné d'hallucinations riantes qui présentent au malade la surface de la mer comme une prairie verdoyante, un séjour enchanté, vers lequel il se précipite lorsqu'on n'y met obstacle* ». La troisième partie, *chirurgie navale*, étudie les plaies, tumeurs, ulcères, fistules, fractures, luxations, amputations. Un appendice traite enfin des maladies qui rendent inapte au service de la mer et celles qu'on peut simuler.

Signalons simplement la parution en 1836 du livre *The seaman's medical companion : being a guide to detect and treat those diseases to which mariners are most generally liable : with some useful hints on diet, cleanliness, and clothing* » écrit par un certain P.J. MURPHY, chirurgien irlandais. L'ouvrage de 158 pages se présente comme un dictionnaire qui décrit les différentes maladies par ordre alphabétique.

Chirurgie navale, ou, Etudes cliniques sur les maladies chirurgicales : que l'on observe le plus communément à bord des bâtiments de guerre paraît en 1853. Son auteur est Louis Jules SAUREL (1825–1860), ex-chirurgien de la Marine et rédacteur en chef de la *Revue Thérapeutique*. Il est noté sur la couverture « *La médecine et la chirurgie navales sont une médecine et une chirurgie spéciales* ». Dans la préface, l'auteur présente son livre comme suit : « *Le petit ouvrage que je livre au hasard de la publicité n'est rien moins qu'un Traité de chirurgie navale ; c'est tout simplement un recueil de mémoires sur quelques-unes des maladies chirurgicales que l'on observe chez les marins. Au lieu de choisir, pour en faire l'objet de mes recherches, les maladies qui sont rares ou que l'on ne rencontre à bord que par exception, je me suis, au contraire, attaché à étudier avec détails les plus communes d'entre elles, celles que l'on observe journellement* ». Plus loin, il note que « *les mouvements du navire sont un obstacle puissant à l'emploi de certains moyens diagnostiques ou thérapeutiques* ». Ou encore : « *Tous les médecins qui ont navigué savent qu'à la mer il est presque toujours impossible de pratiquer avec fruit l'auscultation et la percussion ; le roulis et le tangage font perdre au médecin son équilibre ; le craquement des boiseries et des cloisons, les bruits de l'intérieur du navire empêchent de saisir les bruits normaux ou pathologiques produits par la circulation ou la respiration... C'est pendant les grands mauvais temps que surviennent les accidents qui nécessitent les opérations d'urgence ; souvent alors le chirurgien a beaucoup de peine à conserver une position assez stable pour pouvoir opérer avec sécurité* ». Un bon livre de 349 pages, très pertinent, émaillé d'observations vécues. Le livre a été réédité en 1861 suivi d'un *Résumé de leçons sur le Service chirurgical de la Flotte*.

Le livre de Saurel a été précédé de deux ans (1851) par celui de John Denis MACDONALD (1826-1908), chirurgien de la Royal Navy, puis professeur d'hygiène navale à Portsmouth, dont le titre est *Outlines of naval Hygiene*. Deux ouvrages sortent en 1854 : celui d'un Italien, Benedetto MONTOLIVO, *Principi elementari d'igiene navale e manuale di medicina pratica [electronic resource] : destinato ai capitani mercantili della Marina Sarda* et surtout le tout premier ouvrage sur le sujet publié aux Etats Unis par Gustavus HORNER (1804 – 1892), chirurgien de l'U.S. Navy, dont le titre est *Diseases and injuries of seamen : with remarks on their enlistment, naval hygiene, and duties of medical officers* (252 pages). Le chapitre XII est consacré au scorbut, mais ni Lind, ni Blane n'y sont cités…

Et voici enfin, en 1856, la parution du fameux *Traité d'hygiène navale* de Jean-Baptiste FONSSAGRIVES (1823–1884). Docteur en médecine en 1852, médecin de marine, professeur à l'Ecole de médecine navale de Brest dès 1853, il est nommé en 1864 professeur d'hygiène à la faculté de médecine de Montpellier. Le Traité d'hygiène navale – 946 pages – est certainement le traité le plus complet jamais édité sur ce sujet. Il est réédité en 1877. Dans la préface, Fonssagrives rend honneur aux anciens : « *Il existe sans doute un certain nombre d'ouvrages sur l'hygiène navale. Personne ne fait plus de cas que nous de quelques-uns d'entre eux ; et les Rouppe, les Lind, les Poissonnier Desperrières, les Délivet, les Keraudren, etc., ont apporté à cette partie si essentielle de l'art nautique le tribut de leur zèle et de leurs lumières ; mais tous ces ouvrages, sans excepter même celui, si remarquable par ailleurs de M. Forget, ont déjà vieilli, et ils ne sont pas plus en rapport avec les progrès récents de la marine qu'avec ceux de l'hygiène générale* ». En effet, nous sommes déjà à l'époque de l'apparition de la machine à vapeur dans la propulsion des navires, en même temps que la voile, ou encore l'utilisation de l'acier comme matériau de coque et Fonssagrives décrit les nouveaux métiers, comme les mécaniciens et les chauffeurs, en indiquant « *que nulle profession maritime n'est plus insalubre que celle-ci* ». Il décrit avec une précision extrême les différentes parties du navire ainsi que les différentes catégories de marins, dont certaines sont également assez nouvelles, comme les ratiers et les plongeurs. Il décrit le scaphandre de Cabirol, l'appareil de Rouquayrol – Denayrouse et l'appareil de Galibert, ancêtres des scaphandres modernes. Il rapporte qu'un médecin américain, le Dr Edgar Holden, « *a décrit sous le nom de* iron clad fever *ou fièvre des navires cuirassés* », apparaissant seulement à bord de ces bateaux, un état fébrile survenant brusquement, accompagné d'un délire avec aphonie et se terminant par la mort dans un état comateux. Il décrit de manière très technique les différents procédés de ventilation des navires. Les mouvements de la mer et le mal de mer sont longuement évoqués et les théories sont décrites : Le mal de mer est dû au vertige que la mobilité des objets détermine (Darwin), le mal de mer est dû à l'agitation des viscères abdominaux (Keraudren), le mal de mer est dû à la continuité des contractions musculaires nécessaires pour le maintien de l'équilibre, le mal de mer est une influence morale, la peur en est l'origine (Guépratte), le mal de mer dépend d'une modification survenue dans la circulation encéphalique (Wollaston, Pellarin, Fischer), le mal de mer est une intoxication miasmatique (Sémanas), le mal de mer est une commotion cérébrale (Gilchrist). « *J'ai expérimenté sur beaucoup de passagers et sur moi-même l'efficacité du champagne comme moyen de suspendre ou d'atténuer le mal de mer et je conseille toujours cette boisson qui diminue les nausées, stimule le cerveau et réveille l'action cardiaque* ». L'ouvrage est truffé de descriptions et de comparaisons exquises ! Il s'agit d'un livre complet, passionnant, que l'on lit encore aujourd'hui comme un roman... et qui décrit merveilleusement bien les marins qui ne sont pas si éloignés, somme toute, de ceux d'aujourd'hui. « *La séquestration, le rapprochement forcé, la rupture des habitudes et des affections, telles sont les trois influences les plus spéciales de la vie nautique ; l'ennui, l'hypochondrie et la nostalgie sont les conséquences qui peuvent en découler* ».

Laurent BERANGER-FERAUD (1832 – 1900) fit une belle carrière comme chirurgien de marine, mais s'intéressa aussi à l'hygiène navale en prenant comme sujet de sa thèse (Montpellier, 1860) « De l'encombrement dans les navires comme cause du développement du typhus ». Il s'intéressa aussi à la désinfection des cales des navires en comparant divers produits (sulfate de fer, acide phénique, permanganate de potasse).

A la fin du XIXe siècle, nous pouvons citer trois livres : *Practical suggestions in naval hygiene* de Gihon Albert LEARY (1833–1901), publié en 1871, *Outlines of naval hygiene* de John Denis MacDONALD (1826–1908), publié en 1881 et *Encyclopédie d'hygiène et de médecine publique, Livre VIII : Hygiène navale*, publié en 1895 par Jules ROCHARD.

En 1874, deux médecins de marine, Charles Berger et Henri Rey éditent un *Répertoire bibliographique des travaux des médecins et des pharmaciens de la Marine Française de 1698 à 1873*. Il paraît en appendice à la revue *Archives de Médecine navale*, créée en 1864 par Fonssagrives et Leroy de Méricourt, professeur à l'Ecole de médecine navale de Brest. Il est à noter que cette revue paraîtra jusqu'en 1945. Dans l'introduction du premier numéro, Leroy de Méricourt conclut par ces mots : « *Les résultats d'une œuvre de ce genre, si elle réussit, sont facilement calculables ; le réveil de la vie scientifique qui s'est manifesté si heureusement, depuis vingt ans, dans la médecine navale, ne peut qu'en recevoir une impulsion active. Des matériaux enfouis jusqu'alors verront le jour ; ils rapporteront à leurs auteurs le mérite qui s'attache légitimement au travail : à la médecine nautique, la considération dont elle doit jouir ; à la science, des documents qu'elle attend d'elle et qu'elle ne peut puiser à d'autres sources* ».

Le XXe siècle va se montrer bien moins riche en traités de médecine maritime que les deux siècles précédents. Il débute par une publication de James Duncan GATEWOOD (1857–1924), en 1909, dont le titre est *Naval Hygiene*. Gatewood est instructeur en hygiène navale à l'école de médecine navale de Washington et inspecteur médical de la marine américaine. Son livre est donc le deuxième traité américain sur ce sujet (bien que publié à Londres). Il s'agit d'un gros livre de 779 pages, très complet, qui reprend toutes les données de l'hygiène navale du début du siècle, notamment sur les moyens de désinfection à bord des navires (un long chapitre lui est consacrée). Les problèmes de nourriture avec description et dessins de tous les poissons toxiques sont bien documentés, ce qui fait de ce livre une véritable encyclopédie. A noter une curiosité et une prouesse pour l'époque : des dessins en couleurs de tranches de bœuf en bonne santé (« *Natural Appaerance of cuts of healthy beef* ») ! Les rations alimentaires sont également décrites avec une extrême précision (protides, lipides et glucides). On voit aussi qu'on a changé de siècle, avec l'apparition des bactéries (*typhoide baccillus et cholera spirillum*), l'apparition de douches et de lavabos à bord ainsi que les ampoules électriques !

La même année, 1909, voit en France la publication d'un *Traité d'hygiène maritime – Première partie : l'hygiène dans la navigation de commerce,* par André CHANTEMESSE (1851–1919), Frédéric BOREL (1867–1916) et Jacques Pierre DUPUY (?). Ce Traité est remarquable à plusieurs égards, mais la deuxième partie n'a, apparemment, jamais vu le jour. C'est en fin de compte, le livre qui se rapproche le plus de notre *Traité de médecine maritime,* publié en 2015, et d'abord, par le terme *maritime* qui remplace celui de *navale.* Les auteurs ne se situent plus dans le contexte militaire, mais dans le civil. Le premier auteur, le plus connu des trois, était professeur d'hygiène à la faculté de médecine de Paris, élève direct de Pasteur, et réputé pour ses travaux sur la typhoïde avec son collègue Fernand Widal. Sa bibliographie montre qu'il était étranger au milieu maritime. Tout au plus avait-il publié, en 1908, un *Projet d'un règlement de surveillance et de police sanitaire maritimes,* faisant suite à un livre paru un an plus tôt en collaboration avec F Borel, sur *Frontières et prophylaxie* et où ils prônent la mise en place d'un Service sanitaire et médical de la marine marchande et précisent la fonction du médecin sanitaire maritime, fonction créée par le règlement de police sanitaire maritime, décret du 4 janvier 1896. Les deux autres auteurs, en revanche, sont des médecins sanitaires maritimes, Borel étant directeur des services sanitaires maritimes au Havre puis à Marseille, ancien médecin embarqué. Il avait publié en 1898 un chapitre d'un livre intitulé *Comment on devient médecin d'un paquebot. L'examen de médecin sanitaire maritime. Le service médical à bord.* A la lecture du *Traité d'hygiène maritime,* il me semble, par la connaissance profonde du milieu maritime qu'il inspire, qu'il a surtout été rédigé par Borel et Dupuy, et probablement relu et corrigé par Chantemesse, avec une vision « Pastorienne ». Ici aussi, nous nous rendons compte que nous avons changé d'époque. Le plan du Traité est classique : Première partie, le navire (les quatre plans du navire ; machines, chaudières et dépendances ; les locaux d'habitation ; de l'eau à bord) ; deuxième partie : les habitants du navire (l'embarquement des passagers et de l'équipage ; règlement de l'emploi du temps à bord ; du vêtement à bord ; de l'alimentation à bord; des garanties générales de sécurité pendant l'embarquement en mer) ; troisième partie : le service médical à bord des navires de la marine marchande (le personnel médical ; les locaux du service médical ; matériel du service médical ; modifications des fonctions physiologiques pendant le voyage en mer ; particularités pathologiques des milieux nautiques et des voyages en mer; les accidents du travail dans la marine marchande ; de la mortalité à bord) ; quatrième partie : les navigations spéciales (transports de troupes ; transports de condamnés; les navires-hôpitaux ; transports particuliers ; transports d'animaux ; la navigation à voile ; la navigation de pêche ; la navigation fluviale), suivi d'un appendice (Lois et décrets). Le scorbut n'y a plus qu'une place très secondaire, au profit de la tuberculose qui « *marche vite à bord* ». Les mesures de lutte contre cette maladie sont développées en détail. L'alcoolisme et le tabagisme sont décrits comme des fléaux. Ces problèmes de santé sont toujours d'actualité chez les marins : « *Si l'on faisait l'examen de santé de tous les capitaines au long cours, âgés de cinquante ans, et chargés du commandement par la Compagnie des Messageries Maritimes, par la Compagnie Générale Transatlantique, par la Société Générale des Transports Maritimes, on n'en trouverait peut-être pas un indemne d'une des maladies dites de la nutrition : dyscrasies acides, oxalurie, obésité, lithiase biliaire, gravelle, diabètes, goutte, rhumatisme chronique progressif.* »

En 1918, James Chamber PRYOR (1871–1947), inspecteur médical de l'US Navy et professeur de médecine préventive à l'Université Georges Washington, publie *Naval Hygiene*, pour les étudiants de l'Ecole de médecine navale. Il s'agit d'un livre important comportant 38 chapitres et 507 pages, qui est, en réalité la version moderne revue, corrigée et augmentée du livre de GATEWOOD, paru sous le même titre, 9 ans plus tôt.

Les deux derniers ouvrages de médecine maritime en français avant le nôtre sont parus en 1927. Il y a d'abord l'œuvre posthume du Docteur Henri SCHAEFFER (qui est décédé en 1926), médecin sanitaire maritime, médecin de la Compagnie Générale Transatlantique et professeur à bord du navire-école d'application *Jacques-Cartier*, intitulé *Hygiène de la navigation maritime* et paru en 1927 ! Ce traité développe les modalités inscrites dans la Loi du 17 avril 1907 concernant la sécurité de la navigation et la réglementation du travail à bord des navires du commerce. En dehors des pages sur l'habitabilité des navires, l'air, l'eau que l'on trouve dans tous les traités d'hygiène maritime, un chapitre est consacré à l'hygiène individuelle : la question sexuelle, les maladies et le point de vue social ; l'alimentation et ses dangers ; les boissons et les toxicomanies. A noter, une annexe à l'usage des docteurs en médecine qui préparent le certificat de médecin sanitaire maritime. Le deuxième livre est celui de F. TULOUP, professeur d'hygiène navale à l'Ecole de Navigation de Saint-Malo, dont le titre est *Précis de médecine pratique et d'hygiène navale à l'usage des capitaines, des officiers et des élèves-officiers de la marine marchande. Précis conforme aux programmes officiels des examens de la marine marchande et des pêches.* Je n'ai pas connaissance de son contenu.

Finalement, la deuxième moitié du XXᵉ siècle n'aura vu qu'un seul livre de médecine maritime, celui de W. H. GOETHE, E. WATSON et D. JONES, édité chez Springer et nommé *Handbook of nautical medicine*. Le Pr Goethe était professeur au *Bernhard Nocht Institute for nautical and tropical diseases* de Hambourg et a été l'un des pères du renouveau de la médecine maritime en Europe après la deuxième guerre mondiale. Le livre, édité en anglais, fait 490 pages et reprend tous les fondamentaux de la médecine maritime et des pathologies retrouvées chez les marins. Il se base sur une très importante bibliographie de médecine maritime publiée au XXᵉ siècle, qui avait été collectée par l'Institut allemand sous la direction du Pr Goethe.

La santé des marins dans le monde contemporain

La marine marchande

Au XXe siècle, la machine a vite pris le pas sur la voile, et, si la vitesse a augmenté considérablement, avec aussi une plus grande sécurité et régularité des transits, cette machine a été à l'origine de nouvelles nuisances comme le bruit, l'amiante. Si la découverte des antibiotiques a révolutionné la prise en charge et le traitement de beaucoup de maladies infectieuses, si l'hygiène maritime bénéficie des avancées technologiques comme la réfrigération des denrées, la bonne qualité de l'eau, une plus grande habitabilité des navires, l'éloignement et l'isolement, la perception du temps restent des constantes du milieu maritime encore aujourd'hui. « La terre a disparu ; il (le marin) promène vaguement ses regards dans l'espace et sur la vaste étendue des eaux ; il sent qu'il a quitté sa demeure naturelle. Séparé des êtres qui lui sont chers, il se voit hors de la société ; l'immensité de l'univers l'accable ; il se pénètre de la faiblesse et de la fragilité de son existence. Combien sa position lui paraîtrait affreuse, si l'espoir de retrouver bientôt cette terre, après laquelle il soupire involontairement, n'en adoucissait l'amertume !». Cette vision de Pierre-François Keraudren écrite en 1824, n'est-elle pas toujours d'une criante actualité ?

Naguère, les embarquements étaient très longs, durant des mois et quelquefois des années. Depuis les années 1950, les durées d'embarquement se sont progressivement et considérablement réduites, passant de 6 mois à 2 mois. On peut se poser la question de savoir si le marin d'aujourd'hui ressent encore de la nostalgie, ce sentiment de *vague à l'âme*, nourri par des souvenirs transformés par le temps, embellis par la distance, la rêverie, l'imagination. Est-il toujours celui qui est « en même temps ici et là-bas, ni ici ni là, présent et absent, deux fois présent et deux fois absent. Ce pouvoir de s'absenter sur place, les pieds ici, les yeux ailleurs, présent corporellement, mais à des milliers de kilomètres d'ici par l'imagination », comme l'a si bien décrit Jankelevitch dans l'*Irréversible et la nostalgie* ? Peut-être moins qu'avant, du fait des embarquements courts actuels. Mais la vie d'aujourd'hui accélère considérablement la perception du temps et elle baigne dans l'immédiateté – la dictature du mail - qui nous oblige à répondre *sur le champ* à toutes les sollicitations. Cette pression du temps est difficilement compatible avec la vie du marin, forcément isolé, éloigné du reste du monde (en tous cas de son monde), dont le rythme est, par essence, lent. Si la nostalgie n'a plus le temps de s'installer durablement dans la tête du marin, elle fait place souvent à un sentiment de frustration, enfant du conflit entre le temps de la terre et le temps de la mer, source de monotonie et d'ennui, déjà notés par Justin Santi il y a 178 ans… Hommes pressés, ils ne le sont pas, ils ne peuvent pas l'être : tous les éléments les en empêchent : la mer, les performances du navire, la météo, la longueur du voyage. Et pour eux, le vrai rythme de la vie n'est pas le rythme des jours, le rythme circadien, mais le rythme des départs et des retours. C'est le rythme de leur double vie : une vie à terre, une vie en mer, avec, chaque fois, une partie d'eux-mêmes qui reste, en pensée, dans l'autre vie, comme dans un fusionnement de temps différents.

Observateurs privilégiés de l'espace et du temps, les marins en sont aussi, paradoxalement, les prisonniers. Ils sont prisonniers de l'espace restreint du navire et ne peuvent s'en échapper ; prisonniers de ce biotope artificiel, technologique et culturel, mobile, entièrement conçu et réalisé par l'homme. Espace limité où il faut vivre, travailler, supporter ou s'affronter aux autres, à ceux-là qui partagent les mêmes conditions, les mêmes problèmes, les mêmes espoirs et les mêmes doutes. Microcosme social hiérarchisé, il contient tous les ferments de conflits relationnels, de décompensations névrotiques en tous genres. Le climat à bord est très dépendant du type d'organisation de la vie, du développement des communications entre individus, des relations humaines établies. Double adaptation donc pour le marin, une adaptation aux autres et une adaptation à l'environnement, au navire. Dans l'un de ses ouvrages, *L'éloge de la fuite*, Henri Laborit, médecin et marin, dit ceci : « Rester normal, c'est d'abord rester normal par rapport à soi-même. Pour cela, il faut conserver la possibilité « d'agir » conformément aux pulsions, transformées par les acquis socio-culturels, remis constamment en cause par l'imaginaire et la créativité. Or, l'espace dans lequel s'effectue cette action est également occupé par les autres. Il faudra éviter l'affrontement, car de ce dernier surgira forcément une échelle hiérarchique de dominance et il est peu probable qu'elle puisse satisfaire, car elle aliène le désir à celui des autres. Mais, à l'inverse, se soumettre c'est accepter, avec la soumission, la pathologie psychosomatique qui découle forcément de l'impossibilité d'agir suivant des pulsions. Se révolter, c'est courir à sa perte, car la révolte, si elle se réalise en groupe, retrouve aussitôt une échelle hiérarchique de soumission à l'intérieur du groupe et la révolte, seule, aboutit rapidement à la suppression du révolté… Il ne reste plus que la fuite ». L'équipage d'un navire étant, par définition, un groupe hiérarchisé rigide et, hormis les cas de mutinerie, le marin risque donc d'avoir recours épisodiquement ou de façon plus permanente, à la fuite... Cette fuite peut être l'isolement avec repli sur soi, l'alcoolisme, la dépression et parfois le suicide. A l'heure actuelle, la réduction extrême des équipages à bord des navires marchands, pour cause de rentabilité économique, provoque l'effet inverse de la promiscuité, c'est-à-dire le trop grand isolement des personnes. Les hommes ne se croisent plus qu'à la relève des quarts et cet isolement forcé devient alors aussi source de certaines pathologies. Cet isolement est également sensible au niveau du travail lui-même, qui, de plus en plus, en mer, se limite à une surveillance d'installations entièrement automatisées, que ce soit à la passerelle ou à la machine. Cette évolution forcée produit un nouveau type de stress que j'ai pu décrire, en 1985, sous le terme de « syndrome de l'attente de l'alarme ». Il s'agit d'une situation que j'ai surtout constatée chez certains officiers mécaniciens qui doutaient de leur capacité de pouvoir réparer une avarie, dans le cas supposé où une alarme sonnerait. Ce stress absolument typique, dont le substrat était purement cognitif, engendrait insomnies et anxiété à répétition. J'avais vu juste en décrivant ce type de stress. En effet, dans une thèse de sociologie soutenue par Claire Flécher en 2015 (« Navigations humaines au gré d'un flux normalisé. Le travail des marins de commerce sur les navires français de nos jours »), celle-ci cite les propos d'un jeune officier : « Quand on passe officier, y a un truc qui me stressait, c'étaient les alarmes de nuit. Quand tu es tout seul devant ton alarme et que tu te dis « Oh la la, qu'est-ce que ça peut bien être ! ».

L'espace du navire, qui reste toutefois restreint, isole physiquement les hommes de leur société et de leur famille. Le marin se sent souvent peu concerné par la vie de la Société : peu d'intéressement à la vie politique, associative, sportive. Seule la vie culturelle et artistique peut avoir des prolongements à bord et se développer chez certains par l'exercice de la lecture, de la peinture ou du dessin, par l'écoute de la musique ou encore par la fabrication de maquettes et d'objets divers (la culture maritime est riche : *ex-votos*, maquettes de navires, bateaux en bouteille, travaux de matelotage…). Le développement récent d'internet permet de casser un peu cet isolement, mais peut être à l'origine de développement d'addictions à l'informatique (jeux, mails, sites). L'éloignement familial majore la pression psychologique par manque d'affectivité. Nous avons déjà évoqué la notion de nostalgie, si présente depuis très longtemps chez les marins. Embarqués, les marins sont aussi prisonniers du temps, prisonniers des quarts, prisonniers de la marche du navire. Pendant les quarts, souvent longs en haute mer parce qu'il ne s'y passe pas grand-chose, et souvent fatigants dans les zones à fort trafic maritime parce qu'il s'y passe trop de choses, la vigilance est toujours une obligation. Obligation de scruter sans cesse la mer, de détecter l'écho sur le radar. Le temps se compte donc inlassablement. Il prend le marin dans son filet et lui apprend la patience. « Au large, le bruit des hommes ne parvient plus » écrivait Gérard Janichon (*Voyage sans escale*, Glénat). Comment le marin peut-il donc apprécier, je dirai même aimer, ces quarts répétitifs, souvent monotones, tantôt angoissants (en cas de brume en zone dangereuse, de vrai mauvais temps, ou lorsque l'avarie menace) et qui font l'essentiel de son métier ? C'est peut-être que, malgré tout, un quart n'est jamais le même que le précédent. « Celui qui a déjà vécu l'expérience de la première fois accueille la répétition de cette fois, non pas comme si c'était la fois précédente ou la fois initiale, mais comme si c'était une nouvelle première fois ; dans la deuxième expérience, il éprouve, sous forme d'appréhension, d'ennui ou de familiarité, le sentiment du déjà-vu ou du déjà-vécu, mais le sentiment du déjà-vu implique lui-même que la seconde fois n'est pas identique à la première ; l'homme de la seconde fois est celui qui a connu la première fois et, par conséquent, la reconnaît dans la deuxième : mais la reconnaissance est une toute nouvelle connaissance, un savoir spécifique et non pas un redoublement *ne variatur* de la connaissance première »(Jankélévitch, *L'irréversible et la nostalgie*). C'est ainsi que l'expérience de la mer, l'empreinte de la mer, se forge avec le temps. Jan de Hartog, dans son excellent livre *La vie d'un marin*, décrit parfaitement les rapports entre temps et vie en mer : « En mer, il y a toujours des gens qui travaillent et des gens qui dorment ; pour ceux qui travaillent il fait jour, pour les autres il fait nuit ». La gestion du temps de sommeil pose souvent problème, de par la fragmentation du temps de travail, des décalages horaires fréquents et du type de navigation exercé. A la pêche, le problème du temps de sommeil est aigu car c'est le rythme de la pêche, de la chasse au poisson pour être plus imagé, essentiellement variable, qui impose une parcellisation extrême des périodes de repos.

Dans une enquête que j'ai réalisée en 2010 sous couvert d'anonymat, 25% des officiers de plus de 45 ans (donc les commandants, chef-mécaniciens en majorité) d'un armement français présentaient un niveau pathologique de dépression, contre 13% des personnels d'exécution. C'est énorme, car similaire aux sédentaires de même âge (23% de dépressifs) qui ne sont pas soumis à une limitation d'aptitude. Les visites médicales d'aptitude des gens de mer montrent ici pleinement leurs limites. Plusieurs auteurs (Oldenburg en 2012 ; Yi-Shih Chung en 2017) signalent qu'il peut exister des cas de *burn out* chez les marins. Je pense avoir été en présence d'un véritable *burn out* chez un commandant de ferry, alors que ce terme n'était pas encore connu. Je recevais en visite médicale d'aptitude ce commandant, qui avait une quarantaine d'années à l'époque et qui me paraissait en pleine forme jusqu'au jour où il est venu, tenant le bras de sa femme, amaigri, avec des difficultés à marcher, en état de dépression caractérisée (pleurs...). Il présentait un état d'épuisement considérable, et, en y repensant bien plus tard, je suis certain qu'il avait fait un *burn out*. J'ai appris qu'il s'était suicidé quelques semaines suivant ma visite. Il est vrai que la fonction de commandant d'un ferry, en Manche, n'est pas de tout repos. Ce gros problème de dépression chez les marins a, tout récemment, été confirmé par un document co-édité par l'*International Transport Federation* (ITF) et l'Université de Yale, en 2019. 25% des marins avaient des scores élevés à des questionnaires suggérant une dépression, 17% ont été définis comme anxieux et 20% avaient des idées suicidaires (*Seafarer Mental Health Study, final report, october 2019*. Rafael Y. Lefkowitz).

La fatigue physique qu'engendre naturellement la vie à bord liée aux mouvements du navire, aux nuisances déjà citées (bruit, vibrations), aux troubles fréquents du sommeil, associée aux frustrations bien connues liées à l'éloignement familial, à la solitude, au confinement dans un espace restreint d'où aucun échappatoire n'est possible qu'à travers le vagabondage de la pensée, aux relations assez pauvres avec les autres personnes embarquées, confirment que le terrain de la santé maritime se joue aujourd'hui, pour une part devenue écrasante, sur le plan psychologique. Le suicide chez les marins en est un témoin criant. Dans un article de 2012, Robert Iversen a fait le point sur ce sujet et l'analyse de 20 publications internationales arrivait à la conclusion que 6% du total des morts en mer et 13% des morts en mer par « maladie » étaient dus à des suicides. Dans ma vie de médecin de marine, j'ai été confronté deux fois directement à des suicides de marins. La première fois, en 1974, étant de garde à l'hôpital maritime Clermont Tonnerre de Brest, je fus réveillé vers trois heures du matin par un coup de téléphone émanant d'un chalutier industriel de Lorient qui se trouvait en pêche en Nord-Ecosse. Le patron, désemparé, me téléphonait pour savoir quoi faire parce qu'il venait de trouver son cuisinier pendu dans sa cabine. Le deuxième cas s'est produit en 1981 lorsque j'étais médecin des gens de mer. Vers 14 heures, un marin fit irruption dans mon bureau. Il venait de trouver son patron pendu dans son chalutier à quai. Comme le service de santé était à proximité du quai, je suis allé dépendre le patron avec mon infirmier et constater son décès. Ces deux cas prêtent à réflexion. Il y a certainement des marins qui se suicident en se jetant par-dessus-bord. Mais on ne sait jamais s'il s'agit d'un accident ou d'un suicide. C'est arrivé à bord du navire océanographique *Pourquoi Pas ?* Il y a quelques années, où un officier marinier de la Marine nationale avait disparu en mer. On a suspecté un suicide. Mais dans beaucoup de cas, le suicide se réalise par pendaison, comme à terre souvent en Bretagne.

L'alcoolisme (connu depuis presque la nuit des temps dans la marine), le tabagisme et, plus récemment des toxicomanies, restent aujourd'hui encore, des problèmes de santé publique considérables dans la marine et sont certainement liés aux conditions psychologiques de vie en mer. Mes propres recherches, récentes, montrent encore clairement le poids de la frustration et de la monotonie sur le moral des marins, surtout des personnels d'exécution. Dans le contexte des navires modernes automatisés, l'alternance d'activités et d'inactivités ponctue la vie embarquée. La complexité des technologies embarquées et l'automatisation qui en découle conditionnent une certaine passivité lorsque tout fonctionne bien. La surveillance de la bonne marche du navire suffit. Mais lorsqu'un incident survient, le marin doit être techniquement à la hauteur pour diagnostiquer le problème puis pour le réparer. Il ne peut alors compter que sur ses connaissances personnelles et sur les pièces de rechange qui se trouvent à bord. « Plus un système de contrôle est automatisé, plus la contribution humaine y est cruciale car ce qu'il reste au superviseur est alors ce que le concepteur n'a pas su automatiser parce qu'il n'a pas su le prévoir : ce sont les situations mal structurées et imprévues » (Lisanne Bainbridge, *Ironies of automation*, 1983). Le risque de déclenchements plus ou moins fréquents et aléatoires d'alarmes peut alors générer des troubles cognitifs, avec apparition de signes physiques de stress et d'anxiété (le *syndrome de l'attente de l'alarme* dont j'ai déjà parlé). En fait, toutes les activités du marin sont exposées à un contexte stressant. Si l'on s'en réfère à Karasek, dont le modèle de stress professionnel est reconnu au niveau international, le stress est d'autant plus important que le sujet est soumis à une contrainte professionnelle forte, une latitude décisionnelle faible et un soutien social faible. La contrainte au travail est généralement faible en mer, lorsque tout va bien, mais peut épisodiquement devenir forte en cas d'avarie ou de navigation en zones dangereuses (navigation en Manche et en mer du Nord par exemple) ou par météo difficile (brume, gros temps). La latitude décisionnelle est assez faible chez le marin, qui subit un rythme de travail imposé (quarts), qui est soumis à une hiérarchie stricte, et dont les tâches sont stéréotypées. Seul le capitaine a une certaine latitude décisionnelle dans la conduite du navire. Le soutien social est souvent bon à bord, mais l'ambiance dépend en grande partie du caractère du capitaine et de chacun des membres de l'équipage. Le faible effectif actuel des navires renforce un sentiment de solitude. L'impossibilité de fuir les rencontres qui rythment les actes élémentaires de la vie, du travail et des loisirs, l'absence de stimuli extérieurs au groupe, de diversions, entraînent un ensemble de conditions particulièrement favorables à l'apparition de conflits interpersonnels ou de repli sur soi. Le grand hygiéniste naval Fonssagrives, trop méconnu, dans son *Traité d'hygiène navale* (1856), notait « L'absence de distractions, la continuité d'impressions extérieures toujours identiques, les aspects uniformes du ciel et de la mer, l'isolement, la privation de nouvelles, jettent l'esprit dans cette sorte de satiété, d'anorexie morale qui n'est autre que l'ennui », et il ajoutait au sujet des officiers que « leur intelligence leur procurait des ressources contre l'ennui, mais que leur sensibilité, leurs responsabilités et leurs soucis dévorant d'ambition leur occasionnait des névroses de l'estomac, mais également de l'hypochondrie, et une monomanie ambitieuse ». L'histoire serait-elle un éternel recommencement ?[2]

Je voudrais terminer ce chapitre sur un ton plus optimiste que celui que je viens de décrire. Bien entendu, beaucoup de marins aiment leur métier et ne développent aucune pathologie. Je souscris totalement au point de vue de l'Amiral Jean Moulin lorsqu'il affirme : « une fois que le bâtiment est à la mer, une communauté de vie unique en son genre s'y crée, qui repose d'un côté sur une solidarité de fait et spontanée des hommes, de l'autre sur la conscience de chacun d'être responsable à son niveau de la sécurité et de l'efficacité de l'ensemble, et aussi de la cohésion et de la qualité de l'ambiance dans l'équipage » (*De la mer à la terre*, 2006).

Les navires de commerce transportent de tout. Des risques toxicologiques sont donc fréquents à bord, les toxiques pouvant se situer à plusieurs niveaux : soit dans la structure du navire, comme l'amiante utilisée dans le calorifugeage des anciens

---

[2] Je conseille la lecture de la monographie SFMM iintitulée « La santé mentale des gens de mer », BoD, 2022

navires, ou dans des joints de canalisations, ou encore au sein de certaines peintures (bitulatex) ; soit dans des appareils de bord, comme les systèmes réfrigérants (liquides de refroidissement à base de fréons ou d'ammoniaque) ; soit enfin comme produits transportés (produits hydrocarbures, ou produits de fumigation comme la phosphine). De nombreuses intoxications aiguës, causes de fréquents décès, sont à déplorer chez les marins.

La pêche

Une attention particulière doit être apportée aux situations de travail des marins-pêcheurs.
Lorsque j'étais médecin des gens de mer du quartier du Guilvinec dans les années 1980, j'étais invité chaque année au repas des anciens qui avait lieu dans la salle des Abris du marin du Guilvinec et de Sainte Marine. Et là, j'étais chaque fois surpris d'une chose : il y avait une majorité considérable de femmes et il fallait vraiment chercher les quelques casquettes parmi la forêt des coiffes bigoudènes ! En fait, cette situation traduisait un excès anormal de mortalité chez les marins pêcheurs, excès que l'on ne peut manifestement pas attribuer exclusivement aux périls en mer. Il faut donc chercher d'autres causes, et en particulier des causes liées à l'état de santé des marins et à son évolution dans le temps. La vie et le travail à bord des navires de pêche engendrent un faisceau de conditions qui vont agir sur le comportement des marins, notamment en matière d'hygiène de vie et secondairement sur leur santé. C'est pourquoi je voudrais souligner ici le caractère pathogène du métier de marin pêcheur, parallèlement à son caractère accidentogène.
Il faut donc, au préalable, décrire le contexte spécifique de ce métier qui comporte, à la fois :
- un attachement particulier à tout ce qui a rapport à la mer, même si cette affection est souvent sous-tendue par des considérations familiales (cela est inculqué depuis l'enfance dans les familles de marins), culturelles et économiques (c'est souvent le seul moyen de gagner correctement sa vie). « J'ai de l'eau salée qui coule dans mes veines » entend-on souvent. C'est un vrai sentiment qui, s'il disparaît, fait le plus souvent quitter le métier.

- Une sensation de frustration. Celle-ci, retrouvée lors d'interviews de pêcheurs ou décrite, est liée à un certain regret de n'avoir pas la même vie que la plupart des autres citoyens, de ne pas être normalement présent auprès des êtres chers (femme, enfants, famille, amis), frustration sexuelle, frustration sociale. Sentiment de frustration « d'autant plus mal supporté qu'associé à l'idée d'irréversibilité, de ne pouvoir échapper à une situation de stress qui pèse et qui pourtant est le résultat d'un choix volontaire » (Rivolier, *Facteurs humains et situations extrêmes*, 1992).

- Enfin un stress lié à de multiples causes :

La situation contradictoire découlant des deux points précédents;

Les conditions de travail à bord, mouvements du navire, bruit, fatigue... Ces conditions de travail génèrent des contraintes physiques et psychiques fortes et une latitude décisionnelle relativement faible, ce qui est un terreau particulièrement favorable au stress avec répercussions pathogènes (dépressions, maladies psychosomatiques).

Et bien entendu, le danger permanent, exacerbé par la météo. Ce danger induit un comportement particulier, que l'on retrouve dans d'autres professions dangereuses, et qui a été théorisé par le psychiatre Christophe Dejours sous le nom *Idéologie défensive de métier* (*Travail : usure mentale, de la psychopathologie à la psychodynamique*,1993). Il s'agit d'une attitude de mépris du danger générateur de comportement paradoxaux. Tout se passe comme si c'étaient les marins qui créaient le risque de toute pièce et non plus le danger qui s'abattait sur eux indépendamment de leur volonté.

« Créer la situation ou l'aggraver, c'est dans une certaine mesure en être maître » dit Dejours. Ceci est, à mon sens, extrêmement important à connaître pour comprendre la survenue de certains accidents et aussi le fait que le nombre des accidents a peine à baisser, malgré les campagnes d'information. D'après Dejours, *l'idéologie défensive de métier* se décompose en plusieurs caractères : La pseudo-inconscience du danger ; le caractère collectif, garant de l'efficacité symbolique : on ne doit jamais parler de danger, de risque, d'accident ni de peur. Les marins n'aiment pas qu'on leur rappelle ce qu'ils cherchent coûteusement à conjurer. « On a tous peur au moins un jour, mais on ne le fait pas voir et on ne le dit à personne. En mer, la vie n'aime pas les sincères » confie Fernand Leborgne, grand capitaine de grande pêche que j'ai bien connu à Saint Malo, en tant que directeur de la Comapêche (*Priez pour ceux qui restent à terre... ceux qui sont en mer, ils se démerdent*, édition des Equateurs, 2007).

Enfin, la valeur fonctionnelle par rapport à la productivité : sans ce système, les bateaux resteraient probablement à quai faute de marins ; et la cohésion de l'équipage dans toutes les composantes du travail. Transgression donc des règles de sécurité qui paraît à un observateur extérieur comme incompréhensible. Ceci est, somme toute, banal dans le milieu de travail normal où « la transgression des règles devient pour un individu un moyen d'affirmer son identité, ses compétences, sa capacité à dominer la règle...On aurait pu aussi classer les transgressions en fonction de leurs conséquences pour la sécurité individuelle et collective, l'efficacité. Mais c'est une démarche bien hasardeuse, tant il est vrai que le fonctionnement de chaque jour est fait de transgressions qui ont réussi, et que l'accident vient de celles qui ont échoué » (*La transgression des règles au travail*, J Girin et M. Grosjean, L'Harmattan).

Il était important de camper succinctement ce profil psychologique, terrain sur lequel vont se développer certains types de comportements générateurs de pathologies, et en premier lieu certaines conduites addictives. Le premier comportement délétère, mais intimement lié à tout ce que nous venons de dire est le tabagisme. Caractérisé par un début précoce, à l'entrée dans les écoles d'apprentissage maritime, et par un caractère massif, il a été et reste un véritable fléau dans le milieu maritime et tout particulièrement dans le milieu de la pêche durant les cinquante dernières années. Il s'agit d'ailleurs d'un phénomène qui touche tous les pays. Les effets néfastes du tabagisme ont été démontrés par un nombre considérable d'études internationales : augmentation des affections cardio-vasculaires (en particulier les artériopathies oblitérantes des membres inférieurs), augmentation des cancers du poumon chez les marins pêcheurs. Huit cancers sur dix survenant chez les marins pêcheurs seraient de localisation pulmonaire et ORL). La mortalité plus importante des marins pêcheurs par rapport à la population générale est due pour une part non négligeable à la consommation de tabac. L'alcoolisme, associé au tabagisme, majore les risques de cancers et de maladies cardio-vasculaires. Cette addiction, connue depuis la nuit des temps dans le milieu maritime, reste une énigme quant à sa cause profonde. Est-elle liée à la nostalgie, à l'ennui, à l'entraînement communautaire ? Quel est son rapport réel avec le milieu maritime ? J'avais été frappé par les commentaires d'une psychologue alcoologue, Michèle Monjauze, dans un livre *La problématique alcoolique*, publié en 1991. Elle reprend une question fondamentale, qui n'a toujours pas de réponse aujourd'hui : est-ce que la profession de marin entraîne l'alcoolisme ou est-ce qu'elle attire des gens qui ont auparavant des problèmes psychologiques et particulièrement une propension à l'alcoolisme ? En d'autres termes, est-ce que le marin breton est alcoolique parce qu'il est marin ou parce qu'il est breton ? Faisant référence à un auteur anglais, Plant (*Drinking careers*, 1979), Monjauze écrit « Si, comme le suppose l'auteur, les alcooliques choisissent instinctivement le travail qui leur correspond, j'associerais ce fait à l'instabilité du contenant aquatique. N'appelle-t-on pas bordées les vacillements de l'ivresse ? Comme l'alcool, la mer fait tituber et vomir. Dans le cas de l'ivresse, comme dans celui de la navigation, il s'agit de se tenir à un support paradoxalement fluctuant ». A méditer !

En France, depuis 2016, l'article L5531-21 du Code des Transports[3] stipule que « Même en l'absence de tout signe d'ivresse manifeste, il est interdit aux personnes mentionnées au II de l'article L. 5531-20 (les marins professionnels) de se trouver, dans l'exercice de leurs fonctions, à bord d'un navire, sous l'empire d'un état alcoolique caractérisé par une concentration d'alcool dans le sang égale ou supérieure à 0,50 gramme par litre ou par une concentration d'alcool dans l'air expiré égale ou supérieure à 0,25 milligramme par litre. Mais ne soyons pas dupes : le problème des toxicomanies dans le milieu maritime est tellement profond, ancien, ancré dans ce milieu spécifique, qu'il est malheureusement illusoire de penser qu'une simple Loi pourra endiguer le phénomène, bien qu'elle ait, bien entendu, le mérite d'exister et de cadrer les responsabilités en cas d'événement grave en mer.

Le troisième gros problème à bord des navires de pêche est lié au comportement alimentaire. L'association de plusieurs facteurs joue ici directement : le fait que la nourriture soit le seul vrai plaisir, tant par le petit peu de convivialité que le repas apporte,

---

[3] Ordonnance n° 2016-1686 du 8 décembre 2016 relative à l'aptitude médicale à la navigation des gens de mer et à la lutte contre l'alcoolisme en mer. J.O.R.F. n°0286 du 09 décembre 2016

que par le plaisir naturel de manger ; le fait que les horaires de travail extrêmement variables, de jour comme de nuit, liés aux manœuvres des engins de pêche, participent à une dérégulation des horaires des repas ; le fait enfin que les cuisiniers ne sont pas toujours des diététiciens de haut vol ! Tout cela aboutit à des prises alimentaires trop importantes, trop fréquentes, déséquilibrées au niveau nutritionnel au profit des lipides. Plusieurs conséquences sur la santé sont certaines : le nombre d'obèses à la pêche est considérable. On est d'autant plus gros qu'on est non-fumeur (36% d'obèses) et, pire encore, ancien fumeur (50% d'obèses) ! et on a d'autant plus de chances d'être hypertendu qu'on est obèse (Jégaden et coll., 1987). La sédentarité à bord des navires, n'est pas non plus à démontrer. Les marins se plaignent de troubles digestifs fréquents (liés aussi au stress). Enfin, plusieurs études internationales ont montré que les marins avaient, de par leur alimentation déséquilibrée, des taux de cholestérol élevés. L'obésité, la sédentarité, le taux de cholestérol élevé, l'hypertension artérielle sont autant de facteurs de risques cardiovasculaires, avec le tabac. C'est dire que les marins pêcheurs sont à considérer comme sujets à haut risque cardio-vasculaire.

Sur ce terrain particulièrement défavorable, vont interagir les nuisances du milieu de travail.

Le bruit, tout d'abord, nuisance majeure à bord des navires de pêche. Nos propres travaux ont montré que le risque de surdité professionnelle était à prendre en considération dans ce métier. Nos résultats, qui datent des années 1985, ont été confirmés par une étude américaine de 2016, et plus récemment par une étude brestoise (2022)[4]. C'est ce que soulignait déjà aussi le rapport du

---

1. [4] « Perte auditive chez les marins pêcheurs français : Etude rétrospective sur les données de 7500 audiogrammes. » D. Lucas, T.

Parlement Européen sur la sécurité et les accidents à la pêche maritime, daté du 12 mars 2001, dans lequel on peut lire : « Le bruit permanent sur le navire constitue une agression et fait que les pêcheurs dorment peu et mal et ne peuvent se reposer comme il le faudrait..., ainsi que des problèmes liés au niveau élevé du bruit supporté, qui peut entraîner la surdité ». Le bruit est effectivement aussi facteur de perturbations extra-auditives : perturbations du sommeil, qui vont augmenter la fatigue, stress, troubles de la vigilance, troubles de la pression artérielle avec augmentation de l'hypertension artérielle (surtout marquée chez les mécaniciens), effets sur la communication pouvant perturber les signaux d'alarme et être sources d'accidents. Les vibrations, dans leur forme de très basses fréquences engendrées par le roulis et le tangage, sont bien connues pour provoquer le mal de mer. Mais beaucoup d'autres sources de vibrations de basse et moyenne fréquence, liées à la machine, aux chocs de la mer sur la structure du navire, aux treuils et aux engins de pêche, pourraient avoir des effets propres sur l'organisme tels que troubles digestifs et douleurs lombaires. Il est bien entendu fondamental d'étudier les problèmes articulaires et rachidiens que subissent les marins pêcheurs. Ce métier met à l'épreuve constante le rachis par les mouvements du navire et les gestes et postures professionnels. Là aussi, extrêmement peu d'études ont fait le point sur cette question. Il faut dire qu'une méthodologie fiable est difficile à appliquer, d'une part parce que le mal de dos se retrouve pratiquement dans tous les métiers, sédentaires ou non, et d'autre part parce que, dans le milieu des marins pêcheurs, les gens qui ont un vrai problème rachidien quittent le métier, d'eux-

---

Sauvage, AS. Forestier, B. Loddé, R. Pougnet, D. Jégaden. *Arch Mal Prof Environ* 2022

mêmes ou par inaptitude médicale, ce qui induit un biais statistique dans les comparaisons avec d'autres corps de métiers. Dans les années 1987-90, nous avions effectué, en région Bretagne, une étude sur ce sujet concernant 1862 inscrits maritimes (1679 marins pêcheurs et 183 conchyliculteurs). Elle avait fourni quelques renseignements intéressants, notamment en comparant les marins pêcheurs aux conchyliculteurs, qui ont des conditions de vie assez proches de celles des agriculteurs par exemple. Les relatifs meilleurs résultats trouvés chez les pêcheurs par rapport aux conchyliculteurs n'étaient nullement liés à une meilleure santé, mais simplement dus au fait que les marins pêcheurs lombalgiques étaient plus souvent éliminés de leur profession que les conchyliculteurs, par incompatibilité entre cette pathologie et la vie à bord : pas de possibilités de traitement adéquat, récidive fréquente…et finalement inaptitude médicale à la profession. Toutes les données concernant les troubles rachidiens chez les différentes catégories de marins pêcheurs (grande pêche, pêche au large, pêche côtière) étaient, malgré tout, cohérentes et très proches. Le poids n'était pas un facteur différent entre les lombalgiques et les autres, mais on retrouvait un pourcentage d'obèses à la pêche significativement plus important que chez les conchyliculteurs (29% versus 20%), confirmant bien nos propos précédents sur ce sujet. Les postures penchées en avant et les manutentions de charges ressortaient comme les principales causes de lombalgies chez les pêcheurs, comme chez les conchyliculteurs. Le lieu d'apparition de l'épisode initial des douleurs rachidiennes était à 64% en mer, dans tous les cas de figure, y compris chez les conchyliculteurs. Cliniquement, les lombalgies étaient corrélées significativement aux anomalies de courbures du rachis et une raideur lombaire était retrouvée plus souvent chez les douloureux. De nombreux troubles musculosquelettiques (TMS) surviennent chez les pêcheurs. Törner a trouvé chez 1243 marins-pêcheurs suédois, 74% de troubles musculosquelettiques dans les 12 mois précédant l'enquête. Les divers travaux internationaux sur cette question montrent que ce sont d'abord les épaules qui sont touchées, puis dans une moindre mesure, les genoux. En France, comme dans les professions du régime général, la tendance à l'augmentation des reconnaissances en maladie professionnelle de ces troubles augmente chaque année depuis 2001, date de reconnaissance des tableaux des maladies professionnelles par l'ENIM.

Quelques cas de maladies cutanées reconnues en maladies professionnelles sont également à noter, généralement des allergies cutanées à des oursins, des algues ou encore des bryozoaires, et des cancers de la peau.

Voilà donc les différents problèmes de santé dans le milieu de la pêche, qui ont été stigmatisés dans les vingt dernières années. Aujourd'hui, nous ne connaissons pas avec précision cette situation par manque d'études épidémiologiques précises dans ce milieu de travail. Tous les efforts sont basés sur la sécurité et les accidents, en oubliant que l'état de santé et le comportement psychologique interagissent directement sur les situations accidentelles. Collisions en chaîne, naufrages ne sont-ils pas liés, en partie, à l'état de vigilance et de fatigue des marins, ou à leur mauvais état de santé ? Aucune priorité n'a jamais été affichée réellement pour étudier sérieusement la situation. Quel impact des drogues, et en particulier du cannabis sur les jeunes marins ? Le Service de santé des Gens de mer ne s'intéresse que depuis peu à l'observation épidémiologique de cette population professionnelle, comme on peut le faire en médecine du travail. Sur le sujet des toxicomanies, une grande enquête a été réalisée par l'Université de Lyon, en relation avec le service de santé des gens de mer, en 2007 (*Rapport d'analyse sur les consommations de tabac, d'alcool et de produits stupéfiants en milieu maritime civil français*, E. Fort, A. Bergeret et le SSGM). Ce gros rapport a quantifié en détail les consommations excessives de tabac, d'alcool et de drogues dans le milieu de la marine marchande en général et de la pêche en particulier. Tout récemment, en novembre 2019, l'agence AFP sortait un article intitulé « Drogue chez les marins pêcheurs : danger à tribord ». L'article rapporte que, d'après le ministère de la Transition écologique, « les consommations de substances psychoactives chez les gens de mer français sont supérieures à celles observées chez les actifs d'autres secteurs d'activité ». Selon les chiffres d'une étude de 2013 utilisés dans la campagne « pas d'ça à bord ! », les marins de moins de 35 ans « étaient positifs à 46% pour le cannabis et 8% pour la cocaïne ». Depuis 2015, les médecins des gens de mer peuvent utiliser des tests urinaires de dépistage de drogues. C'est bien, mais je doute que cela soit suffisant, car le mal est ancien et profond.

Les perspectives se situeraient dans la création d'un observatoire de la santé des marins, comme il y a un observatoire des droits des marins…Une action réellement efficace et ciblée ne peut que s'inscrire dans une parfaite connaissance des problèmes posés. Il est clair que les défis à relever sont la recherche concernant le sommeil et la vigilance à bord, la lutte contre le bruit et l'amélioration de l'ergonomie des navires et des postes de travail à bord. Sans oublier l'amélioration des conditions alimentaires des pêcheurs, et la lutte toujours actuelle contre l'alcoolisme et le tabagisme et les toxicomanies.

Les problèmes de santé dans les croisières

Bien heureusement, le monde maritime a bénéficié, comme tout un chacun, des avancées thérapeutiques prodigieuses des soixante dernières années en matière d'infectiologie et d'hygiène. Mais, dans ce monde extraordinairement mutant, la bataille n'est jamais gagnée d'avance, surtout lorsque les concentrations humaines sont en ligne de mire. C'est le cas des croisières en mer, secteur en pleine croissance, qui voit augmenter d'année en année le nombre de navires, leur capacité et le nombre de leurs passagers. Nous connaissons, par exemple, depuis 1994, le risque de survenue de légionelloses à partir des piscines et des jacuzzis à bord des paquebots. Le point sur les épidémies de gastro-entérites à bord des navires de croisière fait l'objet de publications récurrentes. Le CDC (Center for Disease Control and prevention) américain a noté, par exemple, une recrudescence des gastro-entérites à partir de 2001, à bord des paquebots, et malgré les mesures très strictes édictées par cet organisme. Ce revirement était essentiellement dû à l'apparition du norovirus dans ce milieu. Une relation entre les épidémies et la contamination persistante de tapis, moquettes et meubles (en particulier les salles de bain) a été retrouvée. L'environnement clos typique des navires de croisière, marqué par une forte densité de passagers et un *turnover* important de ceux-ci, augmente le risque de propagation des virus caractérisés par un pouvoir infectieux prononcé, une aptitude à survivre plusieurs jours dans l'environnement et une forte capacité à muter (ce qui est le cas des norovirus). Un problème tout aussi important est la relation entre la grippe et les voyages en particulier lors de croisières. En matière de grippe, il semble que les virus incriminés soient les mêmes que ceux isolés dans les régions d'escales. Cela a été le cas lors d'une croisière en Chine, en 1987, où 36% des passagers avaient été touchés, en Alaska en 1999, où 34% des passagers avaient déclaré la maladie, ou encore plus récemment en Australie. Il est vrai que la moyenne d'âge généralement élevée des croisiéristes est un élément plutôt péjoratif. Ansart et Caumes estiment que « l'équipage du navire constitue probablement le réservoir épidémique et une source de transmission non négligeable chez des personnes âgées à risque en milieu clos » (*Médecine et maladies infectieuses*, 2006). La vaccination systématique contre la grippe des équipages naviguant dans une même zone géographique est certainement à prendre en compte, mais la vaccination des passagers n'a pas forcément le même intérêt : les types de virus et les pics de fréquence sont différents d'un hémisphère à l'autre et d'une saison à l'autre. En revanche, des études ont montré que la prise d'antiviraux tels que l'amantadine, par l'équipage et les passagers, lors de croisières à risques, pouvait avoir un certain intérêt.

La pandémie liée à l'apparition, en décembre 2019, en Chine, d'un nouveau coronavirus, appelé SARS Covid-19, toucha brutalement le monde de la croisière, entre le 2 février et le 28 mars 2020. Cette maladie très contagieuse, s'est avérée dangereuse pour les personnes âgées et les personnes obèses, hypertendues, diabétiques, bref, des personnes friandes de croisières ! Le premier navire qui fut atteint par l'épidémie fut le paquebot de croisière britannique *Diamond Princess*. Ce cas constitua un modèle épidémiologique quasi-expérimental. Le diagnostic fut porté par l'évacuation, à Hong Kong d'un passager, testé positif au Covid 19. Puis l'épidémie se propagea rapidement à bord, provoquant une mise en quarantaine du navire au Japon, puis le confinement de tous, passager et équipage dans leurs cabines, pendant quatorze jours. Cette dernière mesure, le confinement strict dans les cabines, a certainement constitué un élément majeur dans la réduction de l'épidémie. Sans cette mesure, le bilan aurait été probablement beaucoup plus catastrophique. Sur 3711 personnes, 691 ont été contaminées et 4 décès comptabilisés. Tout le monde a été testé. Plusieurs autres navires ont, par la suite, été touchés, à leur tour, par l'épidémie, ce qui provoqua un arrêt de toute croisière au niveau mondial. Certains navires ont été interdits d'accoster dans plusieurs pays, ce qui a eu pour effet d'augmenter le risque à bord. D'autres, en ayant eu le droit de débarquer des passagers malades, ont contribué à diffuser la maladie dans le pays.

Comme les clients du troisième âge sont de plus en plus nombreux et qu'il n'existe aujourd'hui aucune vérification de l'état de santé de ceux-ci, préalablement à l'embarquement, il ne faut pas être grand clerc pour comprendre qu'il existe de fortes probabilités pour que surviennent à bord des complications graves de pathologies préexistantes, pouvant quelquefois avoir une issue fatale. De fréquentes évacuations sanitaires sont d'ailleurs recensées régulièrement, lorsque les navires sont à portée d'hélicoptère.

Sans remonter aussi loin que celle du *Titanic* en 1912, le passager lambda peut aussi se retrouver dans des situations catastrophiques. Depuis seulement l'an 2000, on dénombre au moins une dizaine de naufrages de ferry-boats dans le monde, causant des milliers de décès (*Joola* en 2002 en Gambie, *Princess of the Stars* en 2008 aux Philippines, *Rabaul Queen* en 2012 en Nouvelle Guinée, *Sewol* en 2014 en Corée du Sud). Plusieurs naufrages de paquebots ont aussi eu lieu (*Sea Diamond* en 2007 dans les Cyclades, *L'Explorer* en 2007 dans l'Antarctique, *Costa Concordia* en 2012 en Italie pour les plus récents). Tous ces drames ont fait de nombreux morts et ont généré chez les rescapés des situations de paniques, de stress aigu et de stress post-traumatique, toujours difficiles à prendre en charge en urgence psychologique, du fait des conditions de secours acrobatiques.

Ces conditions de secours deviennent problématiques quand il s'agit de croisières en milieux extrêmes (région du pôle Nord, Antarctique, Cap Horn...) qui se développent de plus en plus. La récupération des malades et des blessés est, dans ces zones éloignées de tout, quasi-impossible et le service médical du bord doit pouvoir être capable de faire face à toute urgence médicale ou chirurgicale. Il faut dire que les armements qui envoient leurs navires dans ces régions isolées sont très conscients du risque sanitaire qu'ils font encourir à leurs passagers (La compagnie française Ponant en particulier) et équipent leurs navires de matériel médical de pointe concernant le diagnostic (échographie, radiographie, ECG, tests biochimiques et hématologiques) et le traitement (défibrillateur, matériel d'intubation, matériel de transfusion, notamment avec du plasma lyophilisé...). Le fameux Institut Hospitalo-Universitaire de Marseille, sous la houlette du Pr Michel Drancourt, a mis au point, par exemple, un micro-laboratoire embarqué permettant des diagnostics PCR ultra-rapides pour la COVID 19 et bientôt pour les infections respiratoires et digestives les plus courantes. Il est clair que la télémédecine mettant en relation les services médicaux des paquebots avec des services très spécialisés a de beaux jours devant elle.

Et les ports ?

Interface entre la mer et la terre, entre le milieu de travail maritime et le milieu de travail terrestre, le port pose de nombreux problèmes de santé particuliers. Les navires de commerce transportent absolument de tout. En mer, les risques liés à la cargaison sont le plus souvent limités, sauf conditions de navigation extrêmes pouvant provoquer soit un désarrimage de la cargaison, soit une rupture dans la structure du navire. Des catastrophes peuvent s'en suivre avec les conséquences écologiques bien connues. La problématique des risques portuaires est plus insidieuse, mais non moins inquiétante. La zone d'échanges navire/quai est d'abord dangereuse pour le marin embarqué. Les accidents du travail maritime sont plus nombreux à quai qu'en mer, au commerce. Les transbordements de produits chimiques, et particulièrement des hydrocarbures, exposent les marins à des intoxications aiguës graves, mais aussi chroniques (leucémies liées au benzène par exemple). Les dockers, comme les marins, peuvent aussi présenter des pathologies plus ou moins spécifiques liées aux échanges navire/quai. L'exposition de ces catégories de travailleurs à de nombreux types de poussières peut les sensibiliser et leur provoquer des crises d'asthme. Citons par exemple, les poussières de soja, ou encore de café vert. Une concentration importante de pesticides gazeux a été notée dans des containers, à l'origine de sévères intoxications chez les travailleurs portuaires. Dans une récente étude, 5% des containers investigués dans les ports de Rotterdam et Hambourg contenaient des pesticides gazeux (bromure de méthyle) non déclarés. Nous devons aussi évoquer les risques importants d'explosions, d'incendies ou d'intoxications majeures de cargaisons de produits divers comme le fameux nitrate d'ammonium, mais aussi liés à des fermentations (blé). Si les navires sont sources de pollutions, les activités portuaires le sont tout autant et peuvent atteindre dangereusement le milieu marin. Pollutions par rejets industriels, par activités de réparation navale, par l'agro-alimentaire ou encore par rejet des eaux de ballasts. Toutes ces pollutions, peuvent se retourner contre la population *via* la consommation de poissons et de produits de la mer. L'exemple le plus connu est celui de la baie de Minamata au Japon, dans laquelle se déversaient des résidus de métaux lourds, dont du mercure (du méthyl mercure) de 1932 à 1968, pollution liée à des usines chimiques de la société Shin Nippon Chisso. À partir de 1956, sont apparus des cas d'encéphalopathies graves et de malformations congénitales chez les pêcheurs et leurs familles mangeant du poisson et des coquillages intoxiqués par le méthyl mercure. Des dizaines de milliers de victimes ont été dénombrées et ce n'est qu'en 2012 que l'État Japonais, par la voix de son ministre de l'Environnement, a consenti à des excuses publiques aux victimes et à leurs descendants. Le rejet des eaux de ballasts directement dans les ports a également été à l'origine d'épidémies, notamment de choléra. Ces eaux peuvent véhiculer toutes sortes d'espèces animales et végétales, en particulier des micro-organismes pathogènes. Une récente convention de l'Organisation Maritime Internationale, applicable depuis septembre 2017, oblige les navires à renouveler les eaux de ballasts en dehors des zones portuaires et d'avoir à bord des installations de traitement de ces eaux.

 Le trafic maritime dans les ports génère aussi une importante pollution aérienne, par l'émission des fumées. Les fiouls lourds solides sont le plus souvent utilisés comme carburants de gros navires de commerce, contenant des produits à hautes chaînes carbonées (asphaltes), des composés sulfurés et métalliques qu'il faut préalablement chauffer pour être utilisés, et qui génèrent des fumées toxiques. Ces fumées émises par les navires sont particulièrement riches en nombreux composants : CO_2, CO, NO_x, SO_x, particules fines ($PM_{2.5}$, PM_{10}) et ultrafines ($PM_{0.1}$), métaux (V, Ni, Va, Fe, C) et leurs sels insolubles (sulfures, sulfates), des acides (acide formique), et de nombreux autres composants (VOC : formaldéhyde, acétaldéhyde, acroléine, acétone, benzaldéhyde…), HAP, CFC, PCB. La composition des fumées diffère d'un navire à l'autre selon le type de machines et le type de carburant utilisé, et si des systèmes d'antipollution sont en place. L'impact climatologique semble considérable. Le trafic maritime international contribuerait au niveau de 2,4% des émissions globales de gaz à effets de serre (OMI, 2014). Les émissions de particules fines produiraient 20 à 30% du total des particules atmosphériques inorganiques existantes dans les zones côtières. La production d'oxydes sulfurés et nitrés se compte en millions de tonnes annuelles, soit 7 à 15% des émissions globales de NO_x et 4-8% des émissions globales de SO_x. Les émissions de CO_2 par les navires sont quasi-équivalentes à celles produites par l'ensemble du trafic routier mondial, avec des conséquences importantes sur la troposphère. Les émissions de SO_2 par les navires provoquent une augmentation importante de la concentration des aérosols sulfatés sur les océans et les zones côtières. Elles suivent, naturellement, les grandes routes commerciales maritimes mondiales, et sont surtout marquées dans l'hémisphère Nord. Certaines mers, comme la Méditerranée et la mer Baltique sont particulièrement touchées par cette pollution. L'impact de la pollution aérienne des navires sur la santé humaine paraît, selon plusieurs études, non négligeable. Certaines enquêtes estiment que les émissions de PM par les navires provoqueraient 60 000 morts par an. Les zones littorales d'Europe et d'Asie seraient les plus touchées. En Europe, 49 500 morts en 2000 ont été estimés en liaison directe avec les émissions des fumées des navires et le nombre de décès est estimé à 53 400 en 2020. La concentration en particules fines et ultrafines serait la cause principale de cette mortalité. En effet, une augmentation de la concentration en particules fines, en particulier les $PM_{2.5}$, provoquerait une augmentation du risque cardiaque (infarctus du myocarde, hypertension artérielle, AVC, arythmies). Elle est aussi cause d'une augmentation des cancers du poumon dans les populations exposées. Il existe en effet une corrélation nette entre la mortalité cardio-vasculaire et celle par cancer du poumon et les zones portuaires ou à fort trafic maritime, notamment en Asie et en Europe. Certains auteurs estiment que 3% à 8% de la mortalité dans ces zones sont attribuables aux émissions de navires. D'autres études incriminent dans la pathologie cardio-vasculaire les émissions de nickel (Ni) et de vanadium (V) retrouvées dans les particules fines PM_{10}. Les expositions à court terme à des niveaux accrus de polluants atmosphériques sont directement liées à une morbidité accrue (comme le montre l'augmentation des admissions à l'hôpital). Une augmentation du taux de PM_{10} a été associée à des augmentations d'hospitalisations pour les maladies cardiaques, la bronchopneumopathie chronique obstructive et la pneumonie. De nombreuses études ont bien montré la responsabilité des $PM_{2.5}$ dans l'apparition de maladies cardiovasculaires, en particulier des troubles du rythme cardiaque, de la pression artérielle, de la coagulation, de l'athérosclérose.

Ce grave problème de la pollution aérienne par les fumées de navires est actuellement reconnu au niveau international et des mesures de réduction des émanations soufrées doivent être mises en application au 1er janvier 2020.

Lieu de rencontres inter humaines, le port est aussi lieu de contaminations : un exemple historique est l'épidémie de peste à

Marseille en 1720, apportée par un navire venu de Syrie et qui fit 220 000 morts parmi la population. Si l'ère des grandes épidémies de peste est bien heureusement révolue (sauf peut-être à Madagascar), la lutte contre l'invasion des navires par les rats doit être maintenue. Mais restons vigilants. Une histoire pas si lointaine, concernant le choléra, est exemplaire : en janvier 1991, un bateau parti d'Indonésie vidangea son eau de ballast, polluée par des vibrions, dans le port de Chimbote au Pérou. Une épidémie se propagea alors à une vitesse fulgurante et en moins de trois ans, tous les Etats de l'Amérique latine ont enregistré des cas de choléra.

« Un port, c'est féminin. C'est une mère qui vous donne ses filles à baiser » écrit Bernard Giraudeau (*Les Hommes à terre*, Métaillié, 2004). D'où aussi les échanges de MST, HIV et hépatites en tous genres, qui font éclore ou entretiennent des situations endémiques. Oui, la médecine portuaire est une composante à part entière de la médecine maritime, dont tous les aspects ne sont pas encore suffisamment étudiés.

La place des médecins de marine dans l'histoire contemporaine

Bien sûr, des grands noms de la médecine sont issus du milieu maritime et ont parfois fait une carrière remarquable en son sein, mais leur notoriété n'est généralement pas directement liée à la médecine maritime. Albert CALMETTE (1863–1933) a été formé à l'Ecole de médecine navale de Brest, puis a servi dans la Marine outre-mer, où il fonda, après être devenu pasteurien, l'Institut Pasteur de Saigon. Mais son nom reste attaché à la découverte du BCG à l'Institut Pasteur de Lille. Son ami Alexandre YERSIN (1863 - 1943), également Pasteurien, partit en Indochine naviguer pendant trois ans comme médecin des Messageries maritimes, mais il s'installa finalement à Nha Trang, et fut connu comme le découvreur du bacille de la peste. Avec Paul-Louis SIMOND, Emile MARCHOUX, Charles GRALL, Albert CLARAC, Armand CORRE, Alexandre LASNET, Jean-Marie de LANESSAN, tous issus du corps des médecins de la Marine, ils ont été des personnages illustres du corps de santé colonial.

Victor SEGALEN (1878–1919), ancien élève de l'Ecole de Santé Navale, a fait une carrière de médecin de marine, mais est connu pour son œuvre littéraire avant tout. En septembre 1902, nommé médecin-major de l'aviso *La Durance* stationné à Tahiti, c'est cette affectation qui lui a ouvert les portes des îles du Pacifique : « La nuit tombée, une nuit tiède, on perçoit des bruits flottant dans la brise ; chant de la mer sur l'anneau de corail, et chant des Tahitiennes le long de l'eau ». C'est pendant cette affectation qu'il commença à écrire *Les Immémoriaux*. Ayant appris le chinois, il séjourna en Chine en 1909. Nommé médecin-major du collège médical impérial de Tientsin, il y enseigna la physiologie. Revenu en France en 1918, Segalen se spécialisa en dermato-vénéréologie et fut nommé chef de service à l'hôpital maritime de Brest. Il décéda tragiquement en 1919 dans la forêt de Huelgoat. Il est essentiellement connu comme un grand écrivain, auteur notamment des *Immémoriaux*, de *Stèles* ou encore *René Leys*. Mais l'œuvre qui intéressera le plus les marins me semble être *Journal des Îles*, dans lequel il relate l'ensemble de son affectation à bord de l'aviso *Durance*.

Angelo HESNARD (1886-1969), ancien élève de l'Ecole de Santé Navale (promotion 1905) fit une carrière complète dans la Marine, jusqu'au grade suprême de médecin général de la Marine. Mais il est connu pour être le père de la psychanalyse française (« *L'Inconscient* » publié en 1923, « *La relativité de la conscience de soi* » en 1924, « *Psychanalyse du lien interhumain* » en 1957) et a beaucoup publié sur la sexologie (« *L'individu et le sexe - Psychologie du narcissisme* » en 1927, « *Psychologie homosexuelle* » en 1929, « *Manuel de sexologie normale et pathologique* » en 1959). Professeur à l'Ecole d'application des médecins de la marine à Toulon, il est aussi le père de l'hygiène mentale professionnelle. « *Cette science du travail rencontre dans la Marine de multiples applications* », déclare-t-il en 1925.

Henri LABORIT (1914-1995) fut aussi élève de l'Ecole de Santé Navale, puis médecin de bord pendant la deuxième guerre mondiale, puis chirurgien des hôpitaux de la Marine avant de se faire connaître pour ses travaux sur l'hibernation artificielle, ses nombreuses découvertes thérapeutiques (Chlorpromazine, cocktails lytiques…), ses travaux sur la neurobiologie du stress et sur le comportement humain. Pendant la guerre 1939-1945, il est embarqué sur le torpilleur *Sirocco*. En mer du Nord, son bateau est coulé par un sous-marin allemand et il est sauvé de justesse de la noyade. Il est à l'origine de la section de recherche médicale au sein du GERS (groupe de recherches sous-marines), concernant la plongée. Il y fit des études remarquées sur la toxicité de l'oxygène pur, inhalé par les nageurs de combat, et sur celle des radicaux libres. Ces travaux aboutirent à la création d'un laboratoire spécialisé en pathologie subaquatique, le CERB à Toulon. Il dirigea ce laboratoire avec ses adjoints Bernard Broussolle et Pierre Marie Niaussat. Même si je ne l'ai jamais rencontré, j'ai beaucoup admiré et je me suis senti un peu disciple de cet illustre *grand Ancien*. J'ai souvent fait référence à ses écrits dans mon approche de la psychopathologie professionnelle maritime. J'ai apprécié son parcours anti-castes. Se présentant comme un « médecin de la Marine, de celle qui navigue ou qui se trouve dans les ports, loin des villes et des facultés », il se déterminait comme un chercheur indépendant, « n'appartenant ni à l'université ni au CNRS ». C'est d'ailleurs pour cela qu'il a été très critiqué de tous les bords. « Je n'étais pas interne de Paris, pas chirurgien des Hôpitaux de Paris, pas maître de recherche au CNRS, j'étais donc le type qui avait tout juste le droit de prescrire des bains de pieds chauds et de l'aspirine ». Comment un simple chirurgien de formation pouvait-il s'arroger le droit de travailler sur la biologie et la pharmacologie, puis s'essayer à inventer une bio-psycho-sociologie ? Et pourtant, à mon sens, Laborit a été probablement le plus fécond et le plus grand médecin français du XXème siècle. Mais il est surtout connu du grand public pour sa participation au film d'Alain Resnais « Mon oncle d'Amérique ».

Dominique DORMONT (1948 – 2003), issu de l'Ecole de Santé Navale, a été mon prédécesseur immédiat comme médecin-major de la frégate *Duguay Trouin*. Mais il est connu pour avoir été le spécialiste des prions et de l'épidémie de la vache folle. Il est décédé prématurément en 2003.

Ces médecins qui ont laissé une trace indélébile dans les progrès de la médecine moderne ont dû, je pense, tirer profit de leur séjour en milieu maritime (formation sérieuse, rigueur morale et scientifique, confrontation réelle aux éléments naturels) et c'est peut-être parce qu'ils ont été marins qu'ils ont, par la suite, fait la carrière que nous connaissons.

Jean Baptiste CHARCOT (1867 – 1936) est un cas particulier puisque, médecin neurologue, il fit une carrière d'explorateur et de commandant de navire, délaissant l'exercice de la médecine. On peut facilement rapprocher de son cas celui de Jean-Louis ETIENNE (né en 1946), qui fit son service militaire au service de santé des gens de mer, fut équipier de Tabarly, avant de se lancer dans des explorations polaires.

Quelques chirurgiens de marine ont laissé leur nom dans la grande histoire de la chirurgie. Citons Jules FONTAN (1849-1931), qui fit la première opération de suture du cœur, ou Pierre Albert OUDARD (1876-1953), connu pour ses travaux sur la rachianesthésie, et surtout qui a laissé son nom dans une technique de chirurgie de la luxation récidivante de l'épaule.

Je délivrerai une mention spéciale à Alain BOMBARD (1924 – 2005), qui restera, pour moi, Le médecin de marine du XXe siècle, bien qu'il n'ait jamais été médecin de marine proprement dit. Contrairement aux autres personnages que je viens de citer, Il est connu essentiellement pour un fait maritime qui a révolutionné la survie en mer. En traversant en 1952, en solitaire, à bord d'un canot pneumatique, et sans provisions de nourriture, l'Océan Atlantique, il a pu prouver que l'être humain pouvait survivre en mer. Tous les navires sont équipés depuis de canots gonflables portant le terme générique de *bombard*. En 2005, à la suite de son décès, j'ai eu besoin d'écrire un éditorial sur lui pour les adhérents de la Société Française de Médecine Maritime, que je transcris ici :

« Cher Alain,
Tu étais médecin mais tu n'as que très peu exercé la médecine. Tu as touché à la biologie marine, sans vraiment percer. Tu t'es essayé en politique, mais tu as démissionné de ton poste de ministre (quand même !) au bout d'un mois. Et pourtant, tu as fait bien mieux que tout cela. Tu t'es hissé au rang de bienfaiteur de l'Humanité. Tu as réussi à démontrer, en mettant en jeu ta propre peau, qu'on pouvait survivre en mer. Et tu as, de façon certaine, par ton exemple, sauvé des milliers de vies humaines. Tu es un héros de ma jeunesse. Lorsque j'avais 18 ans, j'avais été écouter une de tes conférences et tu m'avais gentiment dédicacé ton bouquin *Naufragé volontaire*. Je l'ai toujours, précieusement rangé dans ma bibliothèque. A cet âge, on est influençable, et tu as sûrement été pour quelque chose dans ma décision de faire une carrière de médecin de marine. Justement, quelques années plus tard, en 1970 ou 71, je me souviens de ta venue à l'Ecole de Santé Navale. Tu avais fait fort : sponsorisé par Ricard, tu avais payé un pastis à toute l'école. Trois rangées de verres contenant ce précieux breuvage nous attendaient au cercle des élèves, à l'heure de l'apéro. Tu parles si tu avais rempli l'amphi pour ta conférence du soir ! Toujours aussi passionnante d'ailleurs. Car tu étais un très grand conteur. Tu l'as prouvé tout au long de ta vie. La dernière fois que je t'ai vu, c'était au salon *étonnants voyageurs* de Saint Malo, il y a quelques années, où tu avais le verbe haut et toujours un tantinet malicieux.
Mais soyons sérieux. Quelle est ta découverte ? C'est d'une part que l'on peut tirer sa boisson de la mer et surtout que c'est l'espoir

qui fait survivre. « Naufragés des légendes, victimes raides et hâtives, je sais que vous n'êtes pas morts de la mer, que vous n'êtes pas morts de la faim, que vous n'êtes pas morts de la soif, car, ballottés sous le cri des mouettes, vous êtes morts d'épouvante ». Médecin maritime par excellence, tu resteras toujours, pour nous, un exemple et un de nos maîtres en la matière. Nous te regrettons déjà énormément.
Adieu Alain, et bonne chance pour ta dernière traversée. »

Au cours des deux siècles précédant le XXe, la médecine navale avait fait faire des progrès considérables à la médecine en général, notamment en hygiène, chirurgie et prévention des maladies infectieuses. Etienne Chardon de Courcelles (1705-1775), James Lind (1716-1794), François-Vincent Pallois (1771-1847), Pierre-François Keraudren (1769-1858), François Broussais (1772-1838), Jean-Baptiste Fonssagrives (1823-1884), Amédée Lefèvre (1798-1869), Alfred Le Roy de Méricourt (1825-1901) (cette liste n'est pas exhaustive), ont marqué la médecine de leur temps, même si, aujourd'hui, leur nom n'est pas connu. Qui se souvient des chirurgiens de la marine brestois Pierre Duret, surnommé *l'Ambroise Paré* de la Marine ou Marcellin Duval ?

Comment expliquer ce désintérêt pour la médecine maritime, dans la deuxième partie du XXe siècle ? Celui-ci me semble avoir plusieurs causes profondes : la disparition des grandes lignes maritimes de passagers tout d'abord au profit des lignes aériennes ; le déclin de la marine marchande française ensuite, qui s'est privatisée et dont les armateurs ont préféré choisir des pavillons de complaisance ; la réduction des quotas de pêche… Tout cela a contribué à réduire le nombre de marins français dans le commerce et la pêche, et ainsi à réduire également l'intérêt pour la santé de ces travailleurs de la mer. Il faut aussi malheureusement reconnaître le désintérêt manifeste de nos gouvernements successifs pour les choses de la mer. Dans un ouvrage collectif intitulé *Les Français, la terre et la mer (XVIIIe-XXe siècle)* (éditions Fayard) sorti en 2005, relatant l'histoire maritime et littorale au niveau économique, sociologique et historique, il est navrant de remarquer qu'à aucun moment il n'est fait état des données de santé sur les marins et qu'aucune référence bibliographique ne relève d'un auteur médecin ou même d'un livre sur ce sujet de la médecine maritime, comme si cela, finalement était d'un intérêt négligeable.

Or le monde maritime a toujours beaucoup à nous apprendre, les conditions très particulières de vie à bord étant un laboratoire *in vivo* sur le comportement humain, la médecine en milieu isolé, la télémédecine, l'impact des nouvelles technologies sur l'Homme et beaucoup d'autres choses encore inconnues.

II- L'organisation de la médecine maritime, du XXe siècle jusqu'à aujourd'hui.

La qualité du médecin praticien dépend de la qualité des sources où il puise sa connaissance de la médecine nouvelle, et la qualité de ces sources dépend de la façon dont elles se trouvent influencées par l'esprit de recherche.

Jean Hamburger

La puissance et la fragilité

Les médecins embarqués

L'apparition de la machine à vapeur, au XIXe siècle, à bord des navires, a conduit à une cohabitation avec la propulsion à voile dans un premier temps, puis à la disparition progressive de celle-ci. La machine à vapeur permettait, en effet, une constance dans les horaires de voyages, ce qui ne pouvait être le cas avec la voile, tributaire des conditions météo et du vent.

D'où un développement important des voyages transatlantiques commerciaux sur des lignes identiques. Le développement de compagnies de transport maritimes de fret et de passagers explose donc en ce début du XXe siècle, entre l'Europe et les Etats Unis, mais aussi entre l'Europe et les colonies africaines et extrême-Orientales. Le nombre de plus en plus important de passagers impose aux Compagnies de navigation la mise en place de services médicaux à bord. Cela devient même un argument commercial : « Le bâtiment *Water Sprite* appareillera à destination de Colombo le 18 mars. Rapide, solide, confortable, il comporte une vache laitière et un médecin ».

La fonction de médecin de bord est souvent critiquée. « Ce qu'il y a de plus démoralisant dans l'existence du médecin de bord, c'est que chacun sait qu'il n'a rien à faire et que personne ne laisse passer l'occasion de le lui rappeler. En sous-entendu à cette certitude de l'équipage que le docteur est un oisif, règne la notion désagréable qu'il attend que quelqu'un soit en proie à une crise d'appendicite de sorte qu'il puisse l'opérer en pleine tempête sur la table du carré, le chef-mécanicien faisant office d'anesthésiste... » (Jan de Hartog, *La vie d'un marin*). Au cours de mes embarquements en tant que médecin-major, il m'est arrivé d'avoir eu, de temps à autre, le même sentiment. Mais voilà, enlevez le médecin et vous enlevez également la sérénité du capitaine qui se retrouve seul en responsabilité de gérer les problèmes de santé de l'équipage et des passagers « Le premier sentiment de superfluité passé, le médecin découvrira que sa présence donne à chacun une impression de sécurité, à la manière d'un extincteur d'incendie ». L'histoire de l'opération sur la table du carré relatée par Jan de Hartog est effectivement arrivée « en vrai » à bord de la frégate *Duguay Trouin* en 1976. Le navire avait été dépêché en urgence, avec un chirurgien à bord, pour rejoindre la zone de patrouille d'un sous-marin nucléaire lanceur d'engins au nord de l'Ecosse. Le médecin du bord était victime d'une péritonite qu'il fallait opérer en urgence. A l'arrivée sur zone de la frégate, un hélitreuillage dudit médecin a été exécuté en 5 minutes, le temps que le sous-marin émerge et replonge. Comme l'infirmerie du *Duguay Trouin* était trop exiguë pour l'opération, celle-ci a eu lieu sur la table du carré... Si l'activité médicale à bord d'un navire n'est généralement pas très intense, le médecin de marine doit, en revanche, posséder de solides connaissances médicales et chirurgicales car, à bord, il est seul. Bien sûr, actuellement, il peut se faire aider par une consultation avec le centre de consultation médicales maritimes de Toulouse, mais sa responsabilité reste entière. Mon ancien, le médecin général Fernand Merle n'écrivait-t-il pas « Il m'arrive, au hasard des rues que je parcours à Paris, de sourire à la vue d'une plaque de cuivre, par-ci par-là, à l'entrée d'un immeuble : « Docteur X. Radiologie » - « Docteur Y. Maladies de la peau » - « Professeur Z. Cardiologie ». Chers confrères, les vastes horizons n'ont pas été pour vous. Dans votre douillet cabinet, vous vous croyez peut-être heureux, mais je vous plains parfois de ne pas connaître l'exotisme, de ne pas connaître autre chose...

Vous ne connaîtrez jamais ce qu'est le poids angoissant de votre responsabilité, quand, seul, à des centaines de kilomètres d'un confrère, sans moyen d'évacuation, vous vous trouvez devant un cas qui vous dépasse » (*Un voyage au long cours*).

En France, le gouvernement a réorganisé plusieurs fois le statut de médecin de bord, pour, finalement, n'en avoir aucun aujourd'hui...

Un décret du 12 juin 1886 sur les fonctions hors cadre des officiers de la Marine permettait aux médecins de 1ère et de 2ème classe de postuler pour être embarqués en qualité de médecins-major sur les paquebots de la Compagnie Générale Transatlantique et des Messageries Maritimes, si ces compagnies en faisaient la demande au Ministre.

Un décret du 4 janvier 1896 institua un Règlement de police sanitaire maritime, et créa (Titre III, articles 15 à 18) un corps de médecins sanitaires maritimes (MSM). Selon l'article 15 de ce décret, « tout bâtiment à vapeur français affecté au service postal ou au transport d'au moins cent voyageurs, qui fait un trajet dont la durée, escales comprises, dépasse quarante-huit heures, est tenu d'avoir à bord un médecin sanitaire. Ce médecin doit être français et pourvu du diplôme de docteur en médecine : il prend le titre de *médecin sanitaire maritime* ». Ces médecins étaient choisis sur un tableau dressé par le ministre de l'Intérieur, après examen passé devant un jury. L'examen portait sur l'épidémiologie, la prophylaxie et la règlementation sanitaire et leurs applications pratiques. S'il était reçu, le candidat recevait un certificat d'aptitude aux fonctions de médecin sanitaire maritime. Initialement, cet examen pouvait être passé à Paris, Marseille, Bordeaux, Nantes, Le Havre et Dunkerque. Il y avait une épreuve écrite comportant une composition sur la pathologie des maladies infectieuses et contagieuses (maladies pestilentielles exotiques ; maladies épidémiques et endémiques), et une composition sur la législation sanitaire. L'épreuve orale était composée d'une interrogation sur la pathologie des maladies infectieuses et contagieuses et sur la législation sanitaire (comme à l'écrit), d'une deuxième épreuve pratique de bactériologie (coloration et diagnostic des principaux pathogènes connus) et enfin, d'une troisième épreuve pratique de désinfection (préparation et usage des liquides antiseptiques, stérilisation avec maniement des appareils utilisés dans les laboratoires et à bord des navires). On sent bien que la révolution Pasteurienne était passée par là. Dans un livre sur *La police sanitaire maritime* (d'après le règlement du 4 janvier 1896), l'auteur, le Dr Henry Thierry, ex-médecin des Messageries Maritimes et de la Compagnie Générale Transatlantique, se réjouissait de la création de ce corps médical, car « il n'y a plus qu'une seule et unique catégorie de médecins qui puisse être légalement embarquée sur les navires mentionnés par l'article 15 », mais il soulignait aussi la réticence des médecins embarqués de longue date vis-à-vis de ces examens : « Les plus anciens, ceux qui font les traversées de la Chine et de l'Extrême Orient, dans le foyer des épidémies les plus redoutables, sur les grands navires et avec un traitement supérieur, se refusent à se remettre, disent-ils, sur les bancs et à passer de nouveaux examens qu'ils n'ont pas le temps de préparer ». Le Dr Thierry discutait aussi le pouvoir médical par rapport au pouvoir du commandant du navire : « S'il s'agit d'un paquebot... Le capitaine, la compagnie à laquelle appartient le navire, peuvent quelquefois essayer d'entraver un médecin qui est trouvé gênant dans les mesures qu'il ordonne. En principe, le médecin doit savoir que la Loi lui donne le dernier mot sur le pouvoir du capitaine et celui de la compagnie, lorsqu'il veut prendre, conformément aux Lois et à leur esprit, des mesures sanitaires qui lui paraissent indispensables ». S'en suivait aussi une discussion pour savoir si le médecin sanitaire maritime devait être appointé par la compagnie de navigation, ou s'il devait être fonctionnaire de l'Etat ! Âpres discussions sur l'indépendance des médecins maritimes. Dans un livre sur les pèlerins de La Mecque, le Dr Carbonell écrivait au Ministre de l'Intérieur de l'époque, à ce sujet : « Lorsque le décret de 1896 a imposé au médecin sanitaire maritime le devoir d'adresser sur ses voyages des rapports au ministère de l'Intérieur (article 26 du décret) et lui a fait, Monsieur Le Ministre, l'honneur de lui permettre de vous les adresser directement, sans passer par l'intermédiaire de l'armateur ni du commandant, est-il besoin de se demander qu'elle a été l'intention du législateur et est-il permis, un seul instant, de supposer qu'il a voulu se borner à une manifestation platonique, à une vaine marque de confiance destinée à masquer la situation inférieure où il laissait le service médical des bords et l'impuissance où il était d'assurer cette indépendance du médecin, qu'il reconnaissait être nécessaire, mais que, devant la coalition des intérêts opposés, il devait renoncer à obtenir ?» Il faut savoir que le médecin sanitaire maritime avait deux ministères de tutelle : le ministère de l'Intérieur (pour ce qui est de la « police sanitaire maritime »), et le Ministère de la Marine (pour ce qui est du traitement des malades).

Les missions du médecin sanitaire maritime étaient en effet bien cadrées dans le décret du 4 janvier 1896. Il avait pour devoir « d'user de tous les moyens que la science et l'expérience mettent à sa disposition :

- Pour préserver le navire des maladies pestilentielles exotiques (choléra, fièvre jaune, peste) et des autres maladies

contagieuses graves (on sait qu'à l'époque la tuberculose se développait grandement parmi les équipages du commerce)
- Pour empêcher ces maladies, lorsqu'elles viennent à faire apparition à bord, de se propager parmi le personnel confié à ses soins et dans les populations des divers ports touchés par les navires. »

Les médecins sanitaires maritimes n'étaient pas les seuls à intervenir dans le milieu maritime, puisqu'il existait aussi des médecins de l'Inscription maritime, qui semblent être les médecins de la caisse des Invalides de la Marine car ils devaient « régler les conflits entre marins et armateurs ». Il y avait également les médecins de la Marine de l'Etat et les médecins de l'émigration.

D'après Frédéric Borel, médecin sanitaire maritime et directeur de l'inspection sanitaire maritime de Marseille, il y avait, à l'époque, quelques 200 médecins sanitaires maritimes.

La Loi du 13 décembre 1926, créant le Code du Travail maritime, provoqua la diffusion de plusieurs décrets (1930, 1932 et 1937) redéfinissant le rôle des médecins embarqués et créant un *brevet de médecin de la marine marchande* à la place du titre de médecin sanitaire maritime. Le terme « brevet » mettait ce diplôme au même niveau que les autres « brevets » de la marine marchande comme, par exemple le « brevet de capitaine au long cours ».

Un dernier décret du 9 décembre 1968 redéfinit le brevet. Le décret de 1968 stipule que ce brevet est obligatoire pour assurer les fonctions de médecin à bord des navires de commerce et de pêche sous pavillon français. Il est enseigné dans quatre facultés de médecine (Paris, Nantes, Bordeaux et Marseille), mais disparaît dans les années 1990, faute de motivation, d'enseignants, d'élèves et de perspectives professionnelles. Peu de postes de médecins embarqués existent en France, du fait du déclin de la flotte marchande sous pavillon national constaté au cours de la deuxième partie du XXe siècle. Mais il faut aussi reconnaître que ni les Armateurs, ni l'Administration maritime n'exigent plus depuis bien longtemps ce brevet pour embaucher un médecin (s'appuyant sur le fait que la Communauté européenne ne demande aucune compétence particulière pour remplir cette fonction). La disparition, de fait, de l'enseignement de ce brevet dans les diverses facultés de médecine se situe vers les années 1990, en catimini, puisque je n'ai pas connaissance d'une déclaration officielle de fin d'existence légale de ce diplôme. La nature ayant horreur du vide, une des raisons de la création d'un diplôme de médecine maritime à l'Université de Bretagne Occidentale de Brest en 1998 a été de remplacer ce brevet disparu. La demande d'une officialisation de cet enseignement (les diplômés pouvant recevoir, par l'Administration maritime, la reconnaissance du brevet de médecin de la marine marchande) auprès de la Direction des Gens de mer a reçu une réponse cinglante de cette administration par la négative. Pas question donc d'une quelconque équivalence, et encore moins d'une reconnaissance officielle de notre enseignement. Curieusement, un décret du 25 mai 1999 – donc postérieur à notre demande – décret relatif à la délivrance des titres de formation professionnelle maritime et aux conditions d'exercice des fonctions à bord, maintient ce brevet de médecin de la Marine marchande dans les conditions fixées par le décret de 1968 ! Nous sommes donc alors dans la situation où aucune reconnaissance de formation professionnelle n'est demandée pour être médecin embarqué à bord d'un navire sous pavillon français, malgré l'obligation réglementaire d'être en possession du brevet de médecin de la marine marchande, qui n'est plus enseigné depuis 25 ans... Il faut attendre en effet 2005 pour qu'une révision du décret de 1999 supprime la référence au brevet de médecin de la marine marchande, authentifiant, après coup, sa disparition effective.

Le médecin de bord n'a donc, à ce jour, aucun statut. J'ai vu à plusieurs reprises, certains armements prendre le premier médecin volontaire venu, même si celui-ci n'avait aucune connaissance du milieu maritime et de sa spécificité. C'est pourquoi, notre diplôme de médecine maritime de Brest propose une option « médecine embarquée ». Mais ce diplôme n'est malheureusement aucunement obligatoire pour embarquer. Néanmoins, de plus en plus de compagnies (comme *Le Ponant*) font confiance à des médecins formés et/ou aguerris (anciens médecins de la Marine Nationale) comme Sylvie Paquelet, Matthieu Coudreuse, Laurent Beust, Bruno Sicard ou Anne-Marie Carpentier, la plupart étant membres de la Société Française de Médecine Maritime.

Les médecins d'aptitude médicale à l'embarquement - Le Service de santé des gens de mer

Les tentatives d'évaluations du risque concernant la santé, et en particulier la probabilité de mortalité pour des individus ou des populations, sont anciennes. Une floraison de « tables de mortalité » est notée depuis le XVIIe siècle (Van Daël en 1670, Jean De Witt en 1671). Au XVIIIe siècle, ces tables de mortalité évoluent vers des *tables de la probabilité de la vie humaine* (Despancieux, Duvillard, Buffon), puis vers la notion essentielle d'*espérance de vie* (Bernouilli). Quelques dizaines d'années plus tard, les notions de *risque aggravé*, *d'individus sans symptômes*, de *diagnostics prévisionnels* apparaissent. Si les premières tables sont essentiellement des applications de probabilités dues à la curiosité de certains philosophes-mathématiciens, les sociétés d'assurances s'emparent très tôt de ces nouvelles théories, dans un but d'optimiser leur rendement par l'exclusion des possibilités de toucher des prestations pour les gens porteurs de symptômes ou de signes cliniques susceptibles d'entraîner une déchéance précoce et donc, de coûter cher auxdites assurances. En 1887, le Dr Moritz, médecin d'assurances, écrit : « On se trouve alors forcé, à cause d'un signe physique dûment constaté, de refuser un sujet qui paraissait être, au premier abord, dans des conditions suffisantes pour l'admission », quitte à mettre le demandeur dans une situation matérielle ou financière intenable. Les Assurances, heureusement, ne sont pas les seules à utiliser les méthodes statistiques et un des faits majeurs est, au XXᵉ siècle, le développement de l'épidémiologie dans un but essentiellement de prévention médicale et de santé publique. Dans la Marine, les désastres sanitaires et humains provoqués par les mauvaises conditions d'hygiène à bord, génératrices d'épidémies, de carences (scorbut), incitent le corps de santé, aux XVIIIᵉ et XIXᵉ siècles à se poser de bonnes questions, devant les risques encourus. Mais, contrairement aux risques de santé intrinsèques à la personne humaine dont on vient de parler, le risque est, en plus, lié ici aux conditions spécifiques de vie à bord de ce microcosme qu'est le navire : promiscuité, manque d'hygiène, infections, malnutrition. N'embarquer que des marins en bonne santé apparaît comme une solution, quelqu'un en bonne santé résistant *a priori* mieux aux conditions de vie difficiles qu'un sujet présentant des débilités. C'est le principe de l'aptitude médicale avant embarquement : « On ne devrait recevoir à bord des vaisseaux aucun matelot qui n'eut été visité par un officier de santé » (Palois). Il se complète très vite du principe de prévention : « C'est lorsque l'équipage se porte bien et avant que les autres maladies se soient déclarées, qu'il faut prendre toutes sortes de précautions pour les prévenir, et ne pas attendre, comme on le fait ordinairement, à mettre en usage tous les moyens qu'on peut imaginer à la hâte, lorsque tout un équipage est sur les quadres » (Duhamel du Monceau). Bien entendu, tout ceci n'est pas exempt d'arrière-pensées économiques ou militaires, comme l'avait souligné, à l'époque, l'Amiral Nelson (« La chose la plus importante dans les opérations militaires, c'est la santé »). Les visites d'aptitude se bornent, en fait, à constater que le sujet est, à la date du jour, exempt de maladies symptomatiques, bref à écarter les malades de l'embarquement. Ici, l'aptitude – ou plutôt l'inaptitude – est aussi source d'exclusion, pour des raisons non affichées (des marins malades peuvent entraver les missions des navires), mais aussi dans un but humanitaire de protection de l'individu malade contre des complications qui ne pourraient pas être prises en charge du fait de l'éloignement du navire, ou de protection contre une éventuelle contagion des autres membres de l'équipage. Les maladies et états morbides en cause sont donc consignés dans des textes réglementaires dont l'application est confiée à des médecins agréés ou à des services de santé des marins.

Si l'origine des médecines d'assurance et d'aptitude est différente, préservation du profit économique et financier pour la première et protection de la santé dans un but d'efficacité économique pour la deuxième, elles ont en commun l'exclusion de sujets de situations auxquelles ils aspiraient (la protection financière ou l'accession à une profession maritime). Elles pourraient converger aussi dans un avenir proche vers l'exercice d'une médecine dite prédictive. En effet, la notion même de risque prend, dans nos civilisations occidentales, une place prépondérante aux côtés du fameux *principe de précaution*. Il faut aussi admettre que les conditions de vie et de travail à bord se sont considérablement améliorées. Bien que l'intérêt économique soit toujours présent, la question de l'aptitude à la mer est devenue aujourd'hui essentiellement un problème de protection de la vie et de la santé des marins. Les fondements des conditions de cette aptitude doivent aussi évoluer avec leur temps.

Mais il faut rester vigilant. Un programme anglo-saxon appelé PEME (*Preemployement medical Examination*) initié par l'assurance privée britannique UK P&I Club, en réalité *Royaume-Uni Mutual Steam Assurance Association (Bermudes) Limited*, tend à imposer un système international de visite médicale préalable à l'embarquement « pour réduire les réclamations, éviter les retards et améliorer la sécurité ». Depuis 1996, 56 cliniques dans 21 pays, y compris un vaste réseau de cliniques canadiennes et américaines, ont été accréditées par le réseau d'assurances privées UK P&I Club afin de proposer aux armateurs un examen préalable à l'embauche des marins (*Pre-Employement Medical Examination Programme*). Cet examen ne se substitue pas aux examens d'aptitude à l'embarquement délivrés par des médecins agréés par les Etats et reconnus par l'OMI. Il permet néanmoins de présélectionner les candidats à la profession de marin. L'expansion du réseau clinique se fait actuellement en Europe (Belgique, Pays-Bas, Pologne, Grèce), en Russie, Ukraine et en Extrême-Orient (Philippines, Inde, Indonésie, Singapour, Japon). Ces cliniques, approuvées par le Club, sont entièrement responsables de l'exclusion de tout marin en cas de doute quant à sa forme physique. Les cliniques sont en relation avec l'équipe du PEME et pas avec les agences de *manning*. L'information et les résultats d'examen sont compilés dans un rapport médical de cinq pages. Le Club gère une base de données en ligne des dossiers médicaux des marins. Cela permet à l'équipe PEME d'examiner les statistiques sur la nationalité, les causes d'inaptitude, etc. Le PEME programme permet d'uniformiser l'examen médical des marins et les normes d'aptitude dans tous les pays adhérents. Mais la devise du PEME – *Save Money and reduce crew illness* - laisse un doute sur les réelles motivations de ce programme, plaçant l'argent avant la santé....

Le monde maritime est extrêmement divers. Il n'y a pas grand-chose de commun en effet entre, par exemple, le capitaine d'un porte-containers au long cours et le matelot à la petite pêche si ce n'est qu'ils travaillent en mer et qu'ils sont *inscrits maritimes*. Ils sont ainsi affiliés tous les deux à l'Établissement National des Invalides de la Marine (ENIM) et leur travail relève du Code du

Travail Maritime. À ce titre, ils sont tous les deux assujettis à une visite médicale annuelle (actuellement biennale) obligatoire passée devant le médecin des gens de mer de leur quartier maritime d'inscription ou d'un autre quartier.

Les conditions de vie et de travail sont très différentes au commerce ou à la pêche, selon le type et la taille du navire, la composition de l'équipage, la fonction à bord, la zone de navigation, la durée d'embarquement et, bien entendu, l'état de la mer.

D'une manière pragmatique, on peut considérer, comme la Directive 92/29/CEE du 31 mars 1992 concernant les prescriptions minimales de sécurité et de santé pour promouvoir une meilleure assistance médicale à bord des navires, que l'embarquement côtier peut être défini comme un embarquement dans une zone de navigation se situant à moins de 150 milles nautiques (1 mille nautique = 1852 m) du port le plus proche médicalement équipé de façon adéquate ou à moins de 175 milles nautiques d'un port doté en permanence de moyens d'évacuation sanitaire héliportée. Au-delà de cette limite, nous nous trouvons en situation de navigation au grand large (navigation hauturière).

On peut ainsi catégoriser la navigation portuaire (remorqueurs, pilotes), la navigation « au commerce » côtière (cabotage national et international, transport de passagers de type ferries) et hauturière (la grande navigation de commerce au long cours : porte-containers, pétroliers, vraquiers...). De la même façon, on sépare la petite pêche, la pêche côtière et la pêche au large travaillant dans la zone côtière, de la pêche industrielle et la grande pêche se situant dans la zone hauturière.

D'autres professionnels à statut non-marin peuvent travailler pour les besoins du navire, par exemple le personnel hôtelier à bord des ferries et de certains paquebots ou les médecins embarqués ou encore des techniciens à bord de câbliers. La Convention Internationale du Travail Maritime 2006 (Bureau International du Travail et Organisation Maritime Internationale), ratifiée par la France en 2013, instaure pour ces personnels travaillant régulièrement à bord pour l'exploitation du navire, une nouvelle catégorie appelée *gens de mer*. Certains professionnels qui embarquent régulièrement à bord de navires spéciaux ne sont pas considérés comme *gens de mer* selon la CTM 2006, car soit leur embarquement, bien que régulier, n'est pas assez long, soit il est aléatoire. C'est le cas des océanographes. Il existe aussi, dans certaines circonstances, des professionnels qui embarquent en tant que passagers, par exemple comme observateurs de pêche au profit de la Communauté européenne, ou encore certains personnels de chantiers navals, lors d'essais de navires. Les professionnels-passagers n'entrent ni dans le cadre des marins ni dans celui des gens de mer. Ces salariés hors statut maritime relèvent du régime général et du Code du Travail et non du régime spécial des marins.

En général, les professionnels à bord, marins ou non, sont en nombre minimal pour exécuter les missions qui leur sont confiées. Le personnel est particulièrement réduit à bord des navires de commerce, si bien que dans certaines circonstances, le capitaine est obligé de se mettre dans le tour de quart à la passerelle alors qu'il en est théoriquement exempté. On comprend bien que la survenue d'une maladie ou d'un accident à bord peut mettre en péril la bonne marche du navire et sa sécurité.

On se rendra aisément compte de la difficulté à connaître les postes de travail, que ce soit pour le médecin des gens de mer ou pour le médecin du travail d'une entreprise maritime. En recevant en visite tous les marins de son quartier, mais qui sont embauchés par des armements très divers, le médecin des gens de mer est dans l'impossibilité matérielle de faire un vrai *tiers-temps*, tel qu'on l'entend en médecine du travail, les navires étant par définition en mer et souvent lointains. Les médecins du travail des compagnies de navigation ne sont généralement pas mieux lotis et peuvent difficilement embarquer pour de courtes traversées. La seule possibilité de connaître le milieu de travail est de visiter les navires lorsqu'ils sont à quai, mais il n'y a dans ce cas à bord qu'une équipe de maintenance. Pour être à même de mieux juger de l'aptitude à l'embarquement en toute connaissance de cause, il est recommandé que le médecin ait lui-même déjà navigué soit au sein de la Marine Nationale, soit comme médecin embarqué pour une mission qui nécessite la présence d'un professionnel (assistance aux pêches, médecin de ferries ou de paquebots, médecin à bord de navires océanographiques).

L'aptitude médicale à la profession de marin est constatée, selon la Loi du 13 décembre 1926 portant Code du travail maritime, confortée par la circulaire du 10 avril 1936, par des médecins civils agréés ou désignés, dans les différents quartiers maritimes, sans que ces médecins ne forment un véritable corps. Pendant la Seconde Guerre mondiale, en 1941, est créé à la Direction de la flotte de commerce un bureau d'hygiène de la marine marchande, d'où sera issu le Service de santé des gens de mer (SSGM) en 1942. Formé de médecins et d'infirmiers de la Marine nationale détachés auprès de l'autorité des Affaires maritimes, le Service de santé des gens de mer a pour mission de constater l'aptitude physique à la profession de marin (commerce et pêche), d'effectuer les visites sanitaires des navires et de servir de médecin conseil au profit de l'Etablissement national des invalides de la marine (ENIM), la caisse de sécurité sociale des marins, dans chaque quartier des Affaires maritimes. Ce service est victime d'une certaine dérive au fil des ans, en ce sens que le Service de santé des armées, prenant le SSGM comme service-tampon, affectera de plus en plus dans les postes de médecins des gens de mer, soit des médecins en préparation de concours (et donc qui ne resteront que peu de temps dans le poste), soit des médecins militaires des autres armes que la marine en attente d'affectation, ce qui fera perdre l'expertise que ce service avait auparavant dans la connaissance du milieu maritime, de la navigation et des conditions de vie embarquée. On voit alors arriver dans les quartiers des médecins n'ayant jamais vu ni navire ni marin devenir responsables de l'aptitude à la profession de marin, sans que cela ne gêne personne ! Enfin, le déficit en médecins du Service de santé des armées, suite à la professionnalisation des armées, a comme conséquence de tarir la mise à disposition de médecins militaires auprès du ministère des Transports à partir de 2003. Le Service de santé des gens de mer se verra dans l'obligation, depuis cette année-là, d'embaucher des médecins civils au fur et à mesure des places libérées par les médecins militaires. Parallèlement à cette *civilisation*, le service s'oriente aussi délibérément vers un fonctionnement semblable à celui de la santé au travail et exige également de ces nouveaux médecins des gens de mer civils une compétence de plus en plus affirmée en médecine du travail. Cette volonté était une bonne chose. Sauf que cela a vite tourné court. En 2003 justement, s'est ouvert un créneau pendant 2 ans, au cours desquels il y a eu la possibilité, pour des médecins libéraux (généralistes ou spécialistes), désireux de changer d'orientation professionnelle, de passer une capacité de médecine du travail. Le SSGM s'est engouffré opportunément dans cette brèche et a inscrit à cette capacité (dont les cours duraient deux ans) tous les nouveaux médecins civils embauchés. La capacité en poche, la grande majorité de ces médecins a quitté le SSGM pour se faire embaucher par les Services de Santé au travail des différentes régions, en déficit grave de médecins, et qui rétribuaient beaucoup mieux que le SSGM. L'embauche d'une nouvelle fournée de médecins généralistes a donc eu lieu en 2005-2006, sans la possibilité de les former en médecine du travail. Depuis, le Service subit un *turn-over* important, malgré un niveau de rémunération qui s'est amélioré et calqué sur celui des médecins du travail. Les médecins des gens de mer sont actuellement inscrits au diplôme universitaire de médecine maritime de Brest (DUMM), option *Santé au travail maritime*. Juste retour des choses, car les relations entre les responsables de ce DU, dont je faisais partie parce que j'en suis le concepteur, et le SSGM ont été très difficiles au début, en 1998–2000. En effet, ce Service ne supportait pas que d'autres instances que lui ne parlent de santé maritime. Il était le détenteur exclusif de la science médicale relative aux marins professionnels et quiconque tentait de s'introduire dans la place était voué aux gémonies. Je le sais parce que j'en ai fait partie pendant sept ans ! Une lettre nous a été adressée par le Directeur des Gens de mer de l'époque nous intimant de stopper toute cette ingérence sur leur platebande. Il était poussé en ce sens par le chef du Service de santé des gens de mer, le médecin général Caillard. À une lettre d'invitation au premier colloque organisé par la SFMM en 2001 adressée par le Pr Dewitte, alors président de notre Société, le Dr Caillard fit une réponse digne de la série *House of cards* : « Je suis personnellement convaincu, comme je vous l'ai déjà exprimé, que les bonnes relations que nous avons toujours entretenues doivent perdurer et que nous devons être des partenaires. Il m'est, en revanche, difficile d'accepter votre proposition concernant votre colloque. La susceptibilité de mon directeur vis-à-vis de la date de ce colloque, qu'il vous a, malgré mes incitations, exprimée assez durement, ne me permet pas de lui annoncer ma participation en toute quiétude. Il me paraît plus sage de ne pas raviver cet épisode et de remettre à une session ultérieure une participation qui, à titre personnel, vous est acquise, d'autant que le directeur aura certainement changé d'ici-là ».

Il est donc savoureux de constater qu'aujourd'hui, non seulement nous formons à l'UBO tous les médecins des gens de mer, mais nous avons réussi à renouer de solides liens de confiance et de travail avec le SSGM... Après un intermède du Dr Rollot, successeur du Dr Caillard, pendant quelques années d'une « transparente neutralité » vis-à-vis de nous, la relation entre la SFMM et le SSGM s'est, en effet, totalement normalisée, chacun dans son rôle respectif, avec les médecins chefs de Service Patrick Berciaud (2009 – 2013), puis, surtout, Thierry Sauvage (depuis 2013). Cette normalisation de nos rapports m'a conduit à modifier les statuts de la Société Française de médecine maritime en incluant le chef du SSGM comme membre permanent de son conseil d'administration.

Le service de santé des gens de mer est donc le seul service habilité à constater l'aptitude à l'embarquement des marins professionnels et des nouveaux « gens de mer ». Cette habilitation reste une obligation internationale réaffirmée dans la Convention du travail maritime 2006. Il appartient à chaque état de désigner les médecins ou les services médicaux habilités à signer une aptitude à l'embarquement maritime, pour peu que ces médecins soient formés en médecine maritime (ce qui explique aussi l'obligation des médecins des gens de mer à faire le DUMM). De nouvelles *Directives relatives aux examens médicaux des gens de mer* ont été éditées par l'Organisation Internationale du Travail en 2011, après une réflexion internationale sur ce sujet de l'aptitude à embarquer. Ces directives que l'on peut trouver sur internet en anglais et en français, sont remarquablement conçues afin d'être annexées à la Convention du Travail maritime 2006 et aux normes STCW. Le texte contient des tableaux très clairs à lire, parfaitement détaillés en comprenant la pathologie ciblée, les restrictions d'aptitude ou l'inaptitude selon le type de navigation et l'emploi à bord. L'arrêté français du 3 août 2017 relatif, non plus à l'aptitude médicale à la *profession* de marin, mais relatif aux normes médicales à la *navigation* des gens de mer, s'inscrit dans le cadre de la Convention du travail maritime de 2006 de l'Organisation Internationale du Travail, mais reste malheureusement dans la forme des arrêtés antérieurs, dont il reprend, à quelques exceptions près, les mêmes phrases. Concernant l'application de ces textes, deux situations extrêmes sont à redouter : soit l'application *à la lettre* d'un texte qui éliminerait de leur emploi des gens tout à fait capables de le tenir, soit l'ignorance des risques effectivement encourus par un embarquement et, par là-même, la mise en danger de ces personnes ou, tout au moins un risque de perte de chances thérapeutiques. Par ailleurs, l'avis d'un spécialiste n'apporte pas toujours d'éléments de prise de décision si la réponse n'est pas étayée de manière complète, adaptée et appuyée sur des faits prouvés. Dans tous les cas, il faudra être circonspect vis-à-vis des avis des spécialistes, surtout s'il s'agit du spécialiste traitant, car ils n'ont souvent qu'une idée simpliste, voire erronée des véritables conditions de travail de leurs patients, a fortiori s'ils sont marins. J'ai vu en visite d'embauche, il y a quelques années, un professionnel à statut non marin qui voulait embarquer à la pêche au thon (c'était, de surcroît, un médecin à qui une proposition de médecin de surveillance des pêches avait été faite). Il s'agissait d'un embarquement d'un mois et demi à deux mois au large des côtes africaines en Atlantique ou dans l'Océan Indien, dans un poste nécessitant donc compétence, jugement et état psychique parfaitement bon. Ce médecin généraliste sortait d'un arrêt de travail pour syndrome maniaco-dépressif sévère, prenait un traitement majeur et visiblement n'était pas en pleine forme ! Il m'a fourni, à ma demande, un certificat de son psychiatre déclarant que son patient ne présentait aucune contre-indication à occuper le poste en question. J'ai refusé de signer, bien entendu.

Beaucoup de pathologies provoquant une inaptitude à l'embarquement relèvent du simple bon sens médical et s'imposent sans discussion possible. Certaines autres, pour lesquelles la réglementation laisse une possibilité d'embarquement, après étude du cas et avis d'un spécialiste (s'il s'en tient uniquement aux données cliniques et ne s'aventure pas à émettre, comme nous venons de le voir, un avis sur l'aptitude à la mer), demandent une réflexion approfondie sur le risque que l'on peut faire courir au marin en acceptant cette aptitude, et une étude au préalable de ce risque selon les critères, selon moi, de ce qu'on appelle *l'Evidence Based Medicine* (la médecine par la preuve). Cette étude permet surtout de justifier qualitativement et quantitativement la décision prise de laisser embarquer un sujet. J'ai publié un article complet dans ce sens dans la revue *Archives des maladies professionnelles et de l'Environnement*. Les conclusions de l'aptitude sont écrites dans un fascicule professionnel maritime et doivent être à jour pour que le marin puisse embarquer. Un type de certificat international est donné par le Code STCW 2010. Le médecin agréé, en l'occurrence le médecin des gens de mer en France, doit signer ce certificat stipulant, en particulier, que « l'intéressé n'est atteint d'aucun problème médical qui risque d'être aggravé par le service en mer, de le rendre inapte à ce service ou de mettre en danger la santé d'autres personnes à bord ». Cette affirmation, qui paraît anodine et allant de soi pour un lecteur non averti, pourrait être un sujet de contestation sur le fond. Tout le monde est d'accord sur le *principe* qui fonde l'aptitude à l'embarquement des marins, et plus généralement des gens de mer et de toutes les personnes qui, d'une façon ou d'une autre, embarquent à bord d'un navire. Ce principe est de limiter au maximum l'apparition en mer de pathologies ou de complications pouvant mettre en danger leur vie, du fait de l'éloignement des services de soins et des difficultés d'évacuation sanitaire, ou mettre en danger la santé (et la sécurité) d'autres personnes à bord. Une stricte application de ce principe, comme le stipule le certificat par le terme « aucun problème médical », dans l'esprit d'un autre principe bien connu, dit *de précaution*, risque d'être mal interprété. Il est en effet présomptueux de penser être en mesure de déceler *toute* (en contraste avec le terme *aucun* du texte) pathologie qui pourrait s'aggraver au point de décompenser en mer. Peut-on déceler une épilepsie, un antécédent d'infarctus, une maladie intestinale ou hépatique par le seul examen clinique ? Or, il n'y a pas de secret médical partagé entre un médecin d'aptitude et un médecin traitant (du moins en France). Le médecin est donc soumis au bon vouloir du patient qui peut, ou non, révéler une pathologie bien présente mais non détectable par un simple examen clinique. Quel sens faut-il aussi donner à "susceptible d'être aggravé" ? Il peut y avoir des aggravations qui ne se posent pas forcément en termes de danger pour l'individu embarqué et qui peuvent aisément attendre le débarquement du marin, ou encore qui peuvent être résolues à bord, via la télémédecine. Doit-on éliminer ces marins de la profession ? En revanche, des personnes peuvent entrer d'emblée dans une maladie par une complication grave insoupçonnable *a priori* auparavant (mais qui aurait peut-être été découverte par une investigation approfondie !). Bref, quelqu'un d'averti sur les difficultés de la déclaration d'une aptitude à la mer se rendra compte très vite de l'absurdité et du danger humain, économique et juridique d'une telle affirmation qu'un médecin signerait, dans un sens comme dans l'autre. Subodorant probablement ces difficultés, l'administration française a opté pour une formule la plus proche possible de la mouture internationale, mais en espérant ne pas surexposer le médecin, en déclarant que le sujet « est exempt d'affection, *cliniquement décelable le jour de l'examen,* susceptible d'être aggravée par le service à la mer, de le rendre inapte au service à la mer ou de mettre en danger la santé de tiers à bord ». Si cette phrase est loin de lever toute ambiguïté hormis la date de l'examen, elle permet tout de même de modérer le certificat international. En fait, l'aptitude ne doit pas être une affaire de tout ou rien. Elle est le fruit d'un compromis dans lequel le risque de survenue d'une pathologie doit être étudié en termes de probabilité, évalué, discuté. Elle doit être adaptée aux circonstances de la navigation. Un cabotage le long des côtes ne pose pas les mêmes problèmes que la navigation au long cours. Elle doit, bien entendu, aussi tenir compte des facteurs de risque les plus courants (notamment cardio-vasculaires), mais en les intégrant dans une étude de probabilité de survenue d'un accident. Elle doit prendre en compte le traitement institué, son efficacité, mais aussi ses risques propres. Ceci dit, la décision d'aptitude doit être prise après étude approfondie du niveau de risque auquel s'expose le marin, selon les critères évoqués plus haut de *l'Evidence based Medicine,* et que le risque de survenue d'une complication soit considéré comme acceptable. À définir maintenant quel est le niveau d'acceptabilité, ce qui, je le conçois, n'est pas simple non plus ! Mais nous passons ici d'une considération absolue (*aucun* problème médical susceptible de...) à une considération relative (on peut accepter le risque de survenue d'un problème médical à condition qu'il soit faible et adapté aux circonstances de la navigation). Que le médecin engage sa responsabilité dans la signature d'une aptitude ou d'une absence de contre-indications à l'embarquement est normal. Qu'il puisse justifier, en cas de besoin, le pourquoi de sa décision est tout aussi normal. Mais il est difficile d'engager sa responsabilité en signant une aptitude basée sur une déclaration d'absence de problème médical, alors qu'il est dans l'impossibilité humaine de le certifier.

Certains marins, parce que cela contrarie leurs projets, contestent l'avis du médecin des gens de mer, lorsque celui-ci a pu constater une inaptitude à la profession. Je me souviens de deux cas que j'ai vécus, lorsque j'étais médecin des gens de mer du quartier maritime de Saint Malo. Dans le premier cas, un marin pêcheur avait un déficit visuel qui le rendait inapte à être patron. Cela ne l'avait pas empêché d'acheter un bateau. Mais il était obligé d'embarquer à bord un marin titulaire du brevet de patron de pêche qui, au moins sur le papier, était le responsable dudit bateau. Mécontent de cette situation, le marin-armateur avait écrit au président de la République, à l'époque Mitterrand, se plaignant de cette inaptitude. Je reçois donc, un jour, un coup de fil de mon chef de Paris afin de me demander des explications. A l'annonce des coordonnées du marin et du nom du bateau, je suis pris d'un doute et vais me renseigner auprès des Affaires maritimes. Je rappelle mon chef quelques instants plus tard et lui déclare : « Vous direz au Président de la République que ce bateau a fait naufrage hier, causant la perte de quatre marins, dont le propriétaire ». Le deuxième cas est l'histoire d'un jeune novice que j'ai été contraint de mettre inapte à la profession de marin pêcheur, du fait d'une néphropathie et d'une surdité (syndrome d'Alport), deux causes inscrites dans l'arrêté comme incompatibles avec cette profession. Mécontente de cette décision, la mère du jeune garçon écrit, cette fois-ci, au secrétaire d'Etat chargé de la mer, pour se plaindre. Quelle est ma stupeur, au bout de six mois, quand je reçois une décision du ministre en question notifiant que, malgré l'inaptitude médicale, celui-ci se permettait d'autoriser le garçon à embarquer ! L'année suivante, le jeune marin revient pour sa visite annuelle. Je maintiens l'inaptitude et je signe en lui disant : « Allez demander votre aptitude au ministre » ! Je ne sais pas ce qu'il en est advenu...

Depuis 1986, ce n'est plus le médecin des gens de mer qui décide de l'inaptitude. Il doit présenter un dossier devant un collège médical maritime (CMM), composé de médecins des gens de mer, d'un médecin conseil de l'ENIM, d'un médecin expert si besoin. C'est ce collège qui, après examen du dossier du marin, va émettre un avis d'inaptitude ou d'aptitude avec des restrictions, voire d'aptitude. Cet avis sera transmis ensuite au directeur inter-régional de la mer qui statuera définitivement.

Il faut noter que de nombreuses personnes embarquant à bord de navires, soit professionnellement (et non reconnues en tant que « gens de mer » comme, par exemple les océanographes), soit par loisir (croisiéristes), ne sont pas assujetties à l'obligation de passer une visite médicale d'aptitude auprès du médecin des gens de mer. Elles sont suivies médicalement par leur médecin du travail ou leur médecin traitant, ne connaissant souvent nullement le milieu maritime, ses dangers et ses contraintes. Comme médecin du centre Ifremer de Brest de 2002 à 2016, j'avais établi un texte de recommandations pour les médecins traitants des chercheurs devant embarquer à bord des navires d'Ifremer et ne faisant pas partie de cet organisme. Un travail de réflexion sur ce sujet a été repris par une équipe de la Société

Française de médecine maritime qui a défini une méthodologie permettant aux médecins traitants et médecins du travail d'informer leurs patients sur les risques médicaux éventuels qu'ils encourent en embarquant[5]

---

[5] Méthode d'évaluation du risque médical dans les navigations en milieu maritime éloigné. SFMM, 2023

Les médecins d'urgences maritimes

L e Centre de Consultations Médicales Maritimes (CCMM) situé à l'hôpital Purpan à Toulouse, a été créé en 1983, sous la houlette du Pr Lareng, chef du SAMU de Toulouse et député socialiste influent. Cette création arrive bien tardivement par rapport à beaucoup d'autres pays occidentaux (New York en 1920, Göteborg en 1922, Rome en 1935, Madrid en 1978). Il est vrai que la proximité de la station de Saint Lys Radio, seule station par laquelle transitaient à l'époque toutes les communications téléphoniques entre la terre et les navires, était propice à la transmission des demandes de consultation médicales émanant d'un navire directement aux médecins du Samu de cet hôpital. Le Pr Lareng était également un précurseur en matière de télémédecine débutante. Il a donc eu l'opportunité de créer le TMAS *(telemedical advice to ships)* français à Toulouse. A l'époque, un jeune praticien hospitalier, Michel Pujos, s'était engouffré dans ce créneau improbable pour la situation géographique éloignée de la mer. Une des premières missions du CCMM, en accord avec le SSGM, a été de travailler sur l'harmonisation des spécialités pharmaceutiques incluses dans les dotations réglementaires des navires. C'était une bonne chose à laquelle j'ai participé, au tout début, soit à Paris, soit à Toulouse, lors de réunions de concertation où je rencontrais Michel Pujos. C'est mon chef, le médecin général Cavenel, qui m'avait demandé de représenter le SSGM avec lui, dans ces discussions en 1986-87. Si la mise en place de ce CCMM était une bonne chose, on pouvait tout de même se poser la question de la compétence des médecins du Samu de Toulouse pour ce qui était de l'environnement maritime qu'ils ne connaissaient pas. Au fil des ans, le Dr Pujos a réussi à s'imposer comme le seul interlocuteur valable pour toutes les situations médicales survenant à bord, qu'elles présentent un caractère d'urgence ou pas. Bref, aucun capitaine de navire ne pouvait directement appeler soit un médecin traitant, soit une structure médicale d'urgence sans passer auparavant par Toulouse, sans engager sa propre responsabilité. Si donc un accident médical (au sens large) survient à proximité d'un Samu régional, le capitaine doit d'abord passer par le Samu de Toulouse, et c'est ce dernier qui mettra en contact, s'il le juge nécessaire, le Samu côtier avec le navire, *via* le CROSS. Centralisme français oblige… Selon le Dr Pujos, le CCMM est devenu le « médecin généraliste des marins ». Tout problème médical à bord doit être transmis à Toulouse. Cette fonction est, bien entendu, une bonne chose pour les marins français. Le développement de la télémédecine avec envoi de photos ou de vidéos permet d'avoir une idée très précise de certaines pathologies. Bientôt des images échographiques effectuées à bord pourront être lues en simultané par un médecin spécialiste à terre. En lien avec le SSGM, le CCMM a accès au dossier médical informatisé des marins. Ce dossier contient des électrocardiogrammes (ECG) effectués avec des appareils similaires à ceux embarqués à bord des navires, afin de pouvoir comparer un ECG fait à bord à un ECG contenu dans le dossier médical (bien que cela ait un intérêt très relatif). Un travail récent de Sagaro et Amenta du CIRM (Rome) (« Past, present and future perspectives of telemedical assistance at sea : a systematic review », *Int Marit Health* 2020 ; 71 (2) : 97-104) montre pourtant que la télésurveillance est encore un des services les moins utilisés à bord, car les navires sont encore très peu dotés de systèmes de transfert de données médicales. Il est clair que l'amélioration des communications permet de ne plus commettre d'erreurs diagnostiques comme celles, dans les années 1985, de ce maître d'hôtel sur un cargo en route entre La Réunion et Manille. Ce marin avait présenté une douleur du mollet et de la cheville avec empâtement de celle-ci, diagnostiquée entorse bénigne et traitée comme telle. Il s'agissait en fait d'une phlébite. De Manille à Tokyo, le marin s'est plaint d'une toux, diagnostiquée alors bronchite et traitée comme telle alors qu'il s'agissait d'une embolie pulmonaire. Le diagnostic a été établi lors d'une hospitalisation au Japon. Rapatrié en France, le bilan découvrit une phlébothrombose avancée. Un cas d'école !

Le rôle du CCMM est moins convainquant lors de la gestion de problèmes de santé à proximité des côtes françaises. En effet, dans ces cas, interviennent en premier lieu les CROSS, qui sont obligés de mettre le CCMM dans la boucle, avant de mettre en œuvre les secours locaux tels que le SAMU de coordination maritime médicale ou encore l'équipe héliportée de Lanvéoc-Poulmic. Cela produit une pléthore d'intervenants qui n'ont pas les mêmes données et peuvent émettre des avis différents et potentiellement contradictoires sur la gestion du sinistre, que l'intervention du CCMM peut alourdir, en ignorant les conditions réelles de l'état du malade ou du blessé ainsi que les données météorologiques et d'état de la mer, la logistique devant être, *in fine*, de la responsabilité du SAMU de coordination sollicité.

Si le Dr Pujos a une expérience indéniable du milieu maritime acquise au fil des ans et des confrontations avec les marins, il n'est pas forcément de même de son équipe, qui présente un *turn over* important, faite d'urgentistes du Samu qui n'ont, eux, aucune expérience particulière du milieu. Par ailleurs, le personnel du CCMM n'est pas toujours parfaitement anglophone, ce qui pose souvent problème pour les équipages devenus maintenant multi-ethniques et qui ont des niveaux de connaissance et de formation différents. C'est pourquoi, certains armateurs et commandants préfèrent passer par d'autres TMAS, comme, par exemple le Centre de radiocommunications médicales de Rome, de Madrid ou de Göteborg. Tout navire peut, en effet, appeler le TMAS de son choix, indépendamment de sa position géographique ou de son pavillon. Donc, si le CCMM s'est imposé dans le milieu maritime français comme incontournable (et réglementaire) dans la prise en charge médicale des marins et dans la formation STCW des officiers, il n'a pas toujours su constituer une équipe professionnelle compétente et stable dans le temps. Même si les propos du Dr Roux, successeur du Dr Pujos depuis 2016, stipulent, dans un article récent de la revue *Chasse-Marée* (n°316), que la visite de quelques navires pendant une *petite* semaine constitue une formation suffisante pour son personnel, permettez-moi d'en douter. Il faut constater que très peu (peut-être même aucun) de médecins de Toulouse, à ma connaissance, se sont formés à la médecine maritime en passant soit le diplôme d'université de médecine maritime de Brest (DUMM) soit le DIU d'urgences maritimes de Marseille (alors que ce DIU est théoriquement coorganisé par les Universités de Marseille, Nice, Montpellier et... Toulouse), diplômes dans lesquels les responsables du CCMM sont invités à intervenir pourtant depuis leur fondation. En 2005, j'avais proposé au Dr Pujos de nous rejoindre au sein de la Société Française de Médecine Maritime, sans suite. Les médecins du CCMM ont, bien entendu, vocation à y jouer un rôle éminent. C'est pourquoi je suis heureux d'apprendre qu'Elodie Dehours vient, en mars 2022, d'adhérer. Nous l'avons rencontrée à un congrès à Saint-Nazaire en octobre 2021 et nous avons pu discuter très positivement avec cette jeune et dynamique consœur.

Depuis 2003, les SAMU du Havre, Brest, Bayonne et Toulon sont définis comme SAMU de coordination médicale maritime, en relation avec les CROSS régionaux et l'incontournable CCMM. Mais une intervention de leur part ne peut être activée que par le CCMM, ce qui peut sembler aberrant, comme nous l'avons vu, dans le cas d'accident ou d'urgence médicale à proximité d'un CROSS et d'un SAMU. En 2003 donc, après la classification du SAMU de Brest en SAMU de coordination médicale maritime, les urgentistes ont voulu ouvrir un DU d'urgences médicales maritimes, alors que nous avions créé le DU de médecine maritime en 1998. Voyant le risque d'un conflit possible à l'intérieur même de l'Université avec deux diplômes de médecine maritime, nous avons demandé une réunion de concertation auprès du Doyen de la faculté de médecine de l'époque, le Professeur Bizais. Heureusement, nous avons pu nous mettre d'accord en créant, au sein du diplôme, deux certificats, l'un de médecine maritime « générale » et l'autre de médecine d'urgences. Mais rapidement, nous avons convenu que tout médecin intervenant, à quelque titre que ce soit, dans le milieu maritime, devait avoir un socle de connaissances identique du milieu maritime. Nous avons donc créé, au sein du DUMM, un tronc commun et trois options : médecine et santé au travail maritime et portuaire, médecine embarquée et médecine d'urgences maritimes. En 2008, nous apprenons qu'à Marseille, un diplôme interuniversitaire de médecine d'urgences maritimes a été créé par le Pr Auffray, chef du SAMU des Bouches du Rhône, ainsi qu'une société méditerranéenne de médecine d'urgences maritimes (SMMUM). Ceci nous a chagriné, car en concurrence directe avec notre diplôme de Brest et la Société Française de Médecine Maritime (SFMM), même si le sujet était cantonné aux seules urgences. Mais deux ans plus tard, le Pr Auffray me fait savoir qu'il veut me rencontrer à Brest avec le médecin en chef Le

Dreff, médecin-chef des marins pompiers de Marseille. Après un repas pris au Cercle Naval en présence du médecin général Pats, directeur du Service de santé de la région, nous organisons une réunion de concertation. Celle-ci portera ses fruits en 2016 avec la fusion de la SMMUM dans la SFMM. Jean Pierre Auffray est ainsi devenu un ami et nous avons plaisir à nous retrouver, car c'est aussi, comme moi, un plaisancier averti. Chacun intervient dans le DU de l'autre depuis. Le DU de Marseille, ouvert chaque année, est mieux structuré que celui de Brest, en ce qui concerne les urgences, avec notamment, des travaux pratiques beaucoup plus complets. Il est maintenant dirigé par les spécialistes hyperbare Mathieu Coulange et Bruno Barberon.

Le CHU de Brest, sous la houlette du Professeur Erwan L'Her, vient de se doter d'un centre de simulation en santé très performant, avec une plateforme de simulation destinée au secours en mer et héliporté. Dans sa plaquette de présentation, on peut y lire : « La plateforme maritime offre aux équipes d'intervention sanitaire un environnement de travail très réaliste restituant les conditions périlleuses et contraignantes du secours en mer ou héliportées avec, pour certains, les symptômes du mal des transports liés aux mouvements et aux mauvaises odeurs. Assurant un degré élevé d'immersion, la plateforme imite les vibrations et les mouvements d'un bateau en mer ou d'un hélicoptère en plein vol avec reconstitution de conditions météo difficiles offrant un décor surprenant de réalisme. Des effets sonores avec restitution de bruits de vagues et de vent ; diffusions olfactives d'odeurs de poissons, de carburant, etc., auxquels sont associés un environnement visuel hyper réaliste par la projection à 220 degrés de la mer et du ciel en mouvement... Elle peut servir à la formation du personnel de santé mobilisé dans des contextes de secours tels que SMUR Maritime, SNSM (Société Nationale de

Sauvetage en Mer), médecins de la force d'action navale, pompiers, urgentistes, etc. Elle est utilisée pour la formation médicale des skippeurs, des plongeurs et s'adapte à la formation de toutes les personnes travaillant dans le domaine maritime comme les pêcheurs en haute mer, les navigateurs au long cours, les agents côtiers et le grand public ».

En juillet 2016, je ne me suis pas représenté à la présidence de la SFMM, et c'est tout naturellement Jean-Pierre Auffray qui a été élu président. Ce rapprochement entre deux spécialités à l'opposé de l'échiquier médical, la médecine du travail et la médecine d'urgences (il y a tout de même certains ponts, en particulier en toxicologie), se fait très bien par la mer. C"est en effet la mer et l'intérêt que nous portons à la vie en mer et à ses spécificités qui nous rapproche, qui nous unit. Et ce lien qui nous unit, le lien maritime, nous permet, ce n'est pas toujours facile ! de dépasser nos petites chapelles professionnelles – je devrais peut-être dire nos châteaux forts - pour constituer une véritable communauté, que la SFMM a l'ambition de former.

La médecine de contrôle ENIM

Pendant longtemps, ce sont les médecins des gens de mer qui ont fait office de médecins conseils au profit de l'Etablissement National des Invalides de la Marine (ENIM), en parallèle de leur mission d'aptitude, ce qui était totalement interdit dans le droit commun. Mais les militaires ont la faculté de porter plusieurs casquettes à la fois… J'ai donc pratiqué cette médecine de contrôle et de caisse lorsque j'étais médecin des gens de mer et j'y ai appris beaucoup. J'allais régulièrement chez les gens pour constater des états donnant droit à la tierce personne. Un jour, du côté de Penmac'h, je ne trouvais pas le lieu-dit de la personne que je devais contrôler. Je me suis arrêté dans une maison pour demander mon chemin. « Vous allez à l'enterrement ? » me questionne-t-on alors… Lors de ces contrôles j'ai été confronté à la misère humaine, à l'alcoolisme en phase terminale, aux maladies neurologiques dégénératives évoluées.

Le plus intéressant dans cette fonction était l'expertise des accidents du travail maritime et des maladies donnant droit à une pension d'invalidité. Nous faisions une belle observation et une argumentation précise du taux d'invalidité à donner, selon le barème des accidents du travail. Nous lisions cette observation lors des commissions spéciales de visite (CSV), présidées par l'administrateur des affaires maritimes du quartier. Le dossier passait ensuite au Conseil supérieur de santé (CSS), qui pouvait modifier le taux d'invalidité, sur des critères purement subjectifs, puisqu'il s'agissait d'un examen sur pièce. Le marin pouvait contester le nouveau taux décrété par le CSS, et le dossier passait alors au tribunal régional du contentieux de la sécurité sociale. Lorsque j'étais médecin des gens de mer de Saint Malo, je siégeais à ce tribunal à Rennes. Le marin contestataire était convoqué et examiné par un médecin expert sur place en ma présence. Ensuite, une contestation pouvait être de nouveau engagée soit par l'ENIM, soit par le marin auprès de la Cour Nationale d'Incapacité et de Tarification. Le dossier était alors réexaminé dans son ensemble, sur pièce, avec toutes les données recueillies (expertises, documents des médecins traitants, objets des contestations), par un médecin qualifié près la Cour Nationale d'Incapacité et de Tarification. Il s'avère que j'ai été choisi en 2000 pour être le médecin qualifié pour l'ensemble des dossiers ENIM, sur une liste de cinq prétendants (Arrêté du 22 août 2000 fixant la liste sur laquelle est choisi le médecin qualifié chargé de procéder à l'examen préalable des dossiers soumis à la Cour nationale de l'incapacité et de la tarification de l'assurance des accidents du travail lorsqu'elle statue sur les différends relatifs aux ressortissants du régime spécial de sécurité sociale des marins »). Il y avait entre cinq et dix contentieux par an. L'examen de ces dossiers demandait une attention très particulière, car il fallait se faire une idée précise du cas à la seule lecture de l'ensemble du dossier. Je passais entre cinq et dix heures à l'examen de chacun de ces cas, en plusieurs lectures. Je revenais souvent sur ma première impression pour, finalement, aboutir à une idée qui me paraissait juste. J'allais chaque année au palais de justice de Paris présenter mes dossiers à la séance consacrée aux dossiers ENIM. Une seule fois, le Tribunal n'a pas suivi mes conclusions et a donné raison à un marin (à tort à mon avis, je persiste). Globalement, j'ai donné raison pour moitié des cas à l'ENIM, pour moitié aux marins. Cette mission a été clôturée en 2003, par la disparition des médecins qualifiés (à la suite d'une plainte d'une veuve auprès de la Cour Européenne de justice, au sujet de l'organisation et le fonctionnement de la CNITSS, et plus particulièrement sur l'absence de contradiction pouvant être émise au sujet du rapport du médecin qualifié), au profit de médecins experts près les tribunaux. Mais je garde un excellent souvenir de cette riche expérience. Je ne suis pas sûr que le médecin général René, qui avait été mon chef au SSGM de 1980 à 1985, et qui a longtemps été président du Conseil supérieur de santé, ait apprécié de me voir revenir dans cette fonction de médecin qualifié, dans laquelle j'ai assez souvent contesté les taux d'invalidité donnés.

Il y a eu longtemps un mélange des genres entre la Direction des gens de mer et l'ENIM. En effet, comme je l'ai déjà souligné, on n'est pas adhérent de l'ENIM parce qu'on est marin, mais quasiment le contraire. On a le statut de marin parce qu'on répond aux critères de l'ENIM ! Jusqu'aux années 1990, les médecins des gens de mer faisaient donc office de médecins conseils pour l'ENIM, en complément de leur mission d'aptitude. Le risque était évidemment de mélanger des données concernant une assurance avec celles concernant une aptitude, ce qui effectivement posait un problème de fond. Pour se remettre dans les clous de la normalité, certains médecins des gens de mer ont ensuite été exclusivement dédiés aux missions de contrôle ENIM, mais les médecins des gens de mer restés sur le terrain continuaient à effectuer tout de même les dossiers d'expertise d'accidents du travail et de maladies. Ce n'est que dans les années 2000 que ces médecins, encore militaires, ont été remplacés par des médecins conseils de la caisse primaire d'assurance maladie affectés à l'ENIM. Mais je ne suis pas certain que ces derniers aient une culture maritime très approfondie. On a craint, à un moment, que le régime spécial de l'ENIM ne disparaisse purement et simplement au profit de la CPAM. Mais ce vieil établissement a résisté jusqu'à aujourd'hui, avec un fonctionnement plus proche de celui de la CPAM. Depuis une quinzaine d'années, le régime des marins reconnaît, par exemple, le tableau des maladies professionnelles du régime général, tout en conservant les notions spécifiques d'accidents du travail maritime, de maladies déclarées en cours de navigation.

La médecine sportive nautique et la plaisance

Il est indéniable que la France se taille une place de choix dans les sports nautiques, surtout ceux qui se sont spécialisés dans la course au large en solitaire, où nous dominons le monde. Cet engouement est dû à la victoire d'Éric Tabarly (1931 – 1998), officier de marine, en 1964, dans la Transat anglaise en solitaire. Point de départ d'une véritable passion en France, il est devenu, par la suite, le maître incontesté de la Voile, du fait de ses nombreuses victoires en solitaire ou en équipage, et de sa vision prophétique de l'évolution de l'architecture des voiliers de course. Cette légende a pu se créer sur un terreau préalablement constitué par la multiplication, après la guerre de 1939 – 1945, de nombreuses écoles de voile dont la plus connue est l'école des Glénan, mais aussi par des exploits d'autres navigateurs solitaires français, Alain Gerbault, Louis Bernicot, Jacques-Yves Le Toumelin, Marcel Bardiaux, Bernard Moitessier. Ces courses en solitaire, qui se sont considérablement développées depuis, posent des problèmes qui peuvent être graves pour la santé et la sécurité de ces marins devenus des professionnels. Problèmes de veille en mer, de sommeil, avec les complications bien connues du manque de sommeil comme l'apparition de fatigue, d'hallucinations, de chute à la mer… Beaucoup d'entre eux y ont perdu la vie ou ont été sauvés d'extrême justesse. Problèmes de bruit intense permanent lorsque le vent souffle fort. Problèmes de nutrition correcte et d'hygiène. Risques fréquents de blessures lors des manœuvres de voile quelquefois acrobatiques. Tous ces sujets ont été abordés de manière empirique par des médecins qui en ont profité quelquefois pour se faire connaître. C'est le cas de Jean Yves Chauve et de son histoire de langue suturée en mer par le navigateur Bertrand de Broc sur ses conseils, si bien qu'il est le seul connu et médiatisé par la presse. Devenu médecin officiel de plusieurs courses au large, et en particulier du Vendée Globe, il a élaboré, au fil des ans, un protocole de soins pour la prise en charge à distance des skippers, mais souvent en contradiction avec la vision officielle du CCMM ... chacun pensant être le seul titulaire de la connaissance médicale dans le domaine maritime. Certains autres médecins ont néanmoins réussi à se faire une petite place dans le secteur très fermé de la course au large. C'est le cas de la mini-transat, course ouverte à des amateurs, prise en charge médicalement par Jean-Christophe Fimbault, Jean-Marc Le Gac, Carine Le Denmat et Laure Jacolot. De nouveaux médecins comme Ronan Botrel deviennent formateurs World Sailing pour la course au large.

Il existe une formation médicale pour les coureurs au large rendue obligatoire par l'ISAF (*International Sailing Federation*), l'instance internationale des courses au large. Dans une thèse de médecine soutenue en 2015 (*Pathologies rencontrées en course au large à la voile : étude descriptive réalisée lors de la Mini Transat 2013*, Philippe Margo, Paris), seuls 22 articles sont notés en bibliographie, ce qui montre de manière assez nette le nombre très limité d'études scientifiquement publiées sur les sujets de santé dans ces conditions d'exercice d'une activité en mer.

En tant que médecins nous occupant de marins ou tout au moins de personnes travaillant d'une manière ou d'une autre au sein du milieu maritime, nous nous devons de connaître le plus possible cet environnement si spécifique. Comment connaître en profondeur le milieu marin si ce n'est de le pratiquer ? Le moyen le plus accessible me paraît être la navigation de plaisance. Pratiquer la navigation de plaisance, c'est aussi être pleinement marin. C'est *prendre la m*er, la même mer que les professionnels. C'est être en proie aux mêmes aléas du temps. C'est certainement voir la mer de bien plus près que de nombreux marins professionnels.

Comme beaucoup d'autres, je suis un plaisancier averti. Je connais les règles maritimes, le balisage, les dangers de la côte. J'ai été formé à la vieille école de la navigation à l'estime, lorsque nous ne possédions aucun appareil de positionnement sophistiqué et que nous faisions appel à notre « pif », notre sens marin, surtout dans la brume. La lecture des cartes marines et l'utilisation de la règle Cras n'ont plus de secrets pour moi depuis longtemps. Je connais maintenant l'utilisation en routine de tous les appareils modernes, les mêmes qui sont à disposition des professionnels : GPS, traceur, radar, VHF, AIS et autre navtex...

Chaque année, je traverse la Manche pour rendre visite aux côtes anglaises. Je sais ce que veut dire le « rail ». J'aime, de nuit, repérer les feux des navires, estimer leur éloignement, leur route, leur vitesse. Je reste vigilant quant à la route de collision et je suis prêt à manœuvrer si celle-ci se confirme, ce que j'ai été obligé de faire à plusieurs reprises. Bref, j'ai exactement les mêmes préoccupations que n'importe quel officier de quart à la passerelle. Je vis les mêmes sensations, les mêmes questions, parfois les mêmes angoisses. Je me suis dit que nous avons quelquefois des conduites plus sérieuses que celles de certains gens de mer, lorsque nous prenons connaissance de drames, comme des collisions, manifestement dus à un défaut de veille le plus élémentaire.

« Amateur, comme l'a si bien écrit Jean François Deniau, cela veut dire *qui aime*. Mais, si l'on entend le langage commun, amateur, cela veut dire aussi : non-professionnel, avec une nuance de mépris ou même d'hostilité ».

Pour nous, médecins de marine, cet amateurisme-là peut, au contraire, largement renforcer notre professionnalisme.

III- La formation et la recherche en médecine maritime

« Le médecin doit constamment s'efforcer de faire progresser notre connaissance. Toute médecine est une recherche. Tout médecin, quelle que soit sa place, peut contribuer à ce progrès »

Jean Bernard

Pauvreté de la recherche française en médecine maritime au XXe siècle

C'est lors de mes affectations comme médecin des gens de mer que j'ai pris goût à l'enseignement et à la recherche appliquée en médecine maritime. Dès la première année dans ce corps, je me suis inscrit à la spécialité de médecine du travail à la faculté de médecine de Nantes et j'ai passé le diplôme de médecin du travail, car j'estimais que je devais faire évoluer la fonction de médecin des gens de mer vers une véritable médecine du travail maritime, et ne pas seulement la cantonner à une médecine d'aptitude et de contrôle. Je partageais cette démarche avec mon camarade Claude Le Pluart, qui avait intégré le SSGM un an avant moi, dans le quartier de Concarneau. Nous nous retrouvions dans le train matinal pour Nantes tous les mardis. Je m'étais aperçu qu'aucun travail scientifique sérieux de type épidémiologique n'émanait du SSGM, alors que celui-ci avait la charge d'une population professionnelle spécifique. Les derniers travaux de médecins des gens de mer publiés dataient de Carré et Le Bec en 1958 (*Enquête sur le bruit des machines*, revue de médecine navale) et de Danjou en 1972 ((*A propos d'une intoxication alimentaire par le plomb à bord d'un pétrolier*, Revue des corps de santé des armées**).** L'article de Carré et Le Bec ne relatait que des niveaux de bruit dans les machines des navires, sans étude audiométrique sur les marins. J'ai donc pris comme sujet de mémoire de médecine du travail l'étude audiométrique de marins, ayant fait plusieurs études sonométriques à bord de différends navires. Cette étude a bien montré que les mécaniciens de marine avaient une atteinte auditive typique du bruit (scotome auditif centré sur la fréquence 4000 Hz), par rapport aux autres marins du pont. J'avais en effet repéré que les marins étaient un vrai foyer d'études, en particulier pour les effets du bruit sur l'organisme : ils constituaient une population homogène, vivant de la même façon, mais qui comprenait deux sous-groupes, l'un exposé à des bruits importants (les mécaniciens), l'autre ne l'étant pas. J'avais aussi montré que les marins pêcheurs étaient exposés au bruit et avaient une atteinte auditive, typique du bruit, assez importante, ces marins, quelle que soit leur spécialité, étant exposés 24 heures sur 24 à des bruits supérieurs à 80 dB. J'ai publié mes résultats en 1984 dans la revue *Archives des maladies professionnelles*. J'ai été satisfait de lire une étude américaine publiée en 2016, qui étudiait les audiogrammes comme moi et trouvait des résultats comparables sur une population de marins pêcheurs. Mes travaux ont également été repris au niveau international[6]. En 2022, un nouveau travail intégrant l'ensemble des audiogrammes effectués chez les marins par le Service de santé des gens de mer (plus de 8000 audiogrammes) a fait le point sur l'atteinte auditive du bruit sur les marins et a pu démontrer que les mécaniciens de la marine marchande n'avaient plus de scotome à 4000 Hz (signature d'une atteinte au bruit), ce qui démontre également que les mesures de prévention sont efficaces à long terme[7].

---

[6] Pazara, T., Pricop, M., Novac, G., & Pricop, C. (2018, June). The application of new noise and vibration standards onboard ships. In *IOP Conference Series: Earth and Environmental Science* (Vol. 172, No. 1, p. 012027). IOP Publishing.

[7] Lucas, D., Sauvage, T., Forestier, A. S., Pougnet, R., Gourier, G., Loddé, B., & Jégaden, D. (2022). Hearing impairment in French merchant seafarers: retrospective study on data from 8308 audiometric

Cependant, l'étude a montré aussi qu'il n'y a eu aucune amélioration en quarante ans chez les marins-pêcheurs[8]...

A l'époque, dans les années 1984-1985, quelques études soupçonnaient une responsabilité du bruit dans la survenue d'hypertensions artérielles. Je me suis dit que ma population de marins, avec ses deux sous-catégories, pouvait être intéressante à étudier de ce point de vue-là. J'ai comparé les cas de sujets hypertendus connus (mécaniciens et non-mécaniciens) et j'ai effectivement retrouvé un pourcentage d'hypertendus nettement supérieur chez les mécaniciens de plus de 40 ans (19% d'hypertensions artérielles) par rapport aux personnels du pont de plus de 40 ans chez qui on ne trouvait que 11% d'hypertendus. J'ai publié ces résultats dans un article paru toujours dans la revue *Archives des maladies professionnelles*. Le même mois paraissait un article d'une équipe parisienne sur le même sujet, qui trouvait les mêmes résultats que les miens (publié dans la *Revue d'épidémiologie*). Cette même équipe a, par la suite, publié ses résultats dans une revue internationale en anglais. Malgré le fait que ma publication soit en français, elle a été citée depuis par une quinzaine d'autres auteurs internationaux et présente dans plusieurs méta-analyses. La question reste toujours d'actualité car une équipe Taiwanaise (Chang et al.) a publié des résultats

---

tests. *International Journal of Environmental Research and Public Health*, *19*(14), 8796.

[8] Lucas, D., Sauvage, T., Forestier, A. S., Loddé, B., Pougnet, R., & Jégaden, D. (2023). Perte auditive chez les marins pêcheurs français: étude rétrospective sur les données de 7500 audiogrammes. *Archives des Maladies Professionnelles et de l'Environnement*, *84*(1), 101663.

similaires aux miens en 2013 (Occupational noise exposure and incident hypertension in men : a prospective cohort study, *American Journal of Epidemiology*). En 2016 et 2017, deux méta-analyses internationales, l'une norvégienne, l'autre chinoise, ont été publiées sur le même sujet et ont trouvé exactement les mêmes résultats que moi. La première donnait un risque relatif de survenue d'hypertension au bruit de 1,68, la deuxième de 1,62, et mes propres calculs étaient de 1,62 aussi. Mes travaux ont été repris dans une nouvelle méta-analyse allemande publiée en août 2020 (« Occupational noise and hypertension risk : a systematic review and meta-analysis ». U. Bolm-Audorff et Al., *International journal of environmental research and public health* 2020 ; 17 ; 6281). Sur 180 travaux éligibles, les auteurs n'en ont retenu que 23, dont mon article publié en 1986. Les résultats de cette méta-analyse ont aussi confirmé mes propres résultats vieux de plus de 35 ans. Depuis cette, époque, les progrès technologiques concernant la réduction des niveaux de bruit des navires ont été importants (amélioration de l'isolation des lieux de vie, automatisation des machines, locaux de surveillance insonorisés, propulsion diesel-électrique...), mais plusieurs travaux récents (Borelli en 2016 et Oldenburg en 2020) ont constaté que les mécaniciens restaient, encore aujourd'hui, exposés à des niveaux de bruit délétères, supérieurs à 85 dB(A). Une révision des normes de bruit à bord a eu lieu en 2012, avec mise en application en 2014 (résolution MSC.337 (911)), mais est cependant encore trop récente pour générer des effets bénéfiques sur les marins.

Entre 1982 et 1987, j'étais médecin des gens de mer du quartier de Saint Malo et, avec mon adjoint Yann Marie, nous avons frénétiquement publié d'autres travaux : artériopathies oblitérantes des membres inférieurs chez les marins, bronchite chronique chez les marins, tabagisme dans le milieu maritime, relations poids/tabagisme dans le milieu maritime... Si bien que j'ai été contacté par le Professeur Hadengue, professeur de médecine du travail à Paris et rédacteur en chef de la revue *Archives des Maladies Professionnelles*, qui m'invitait à venir à l'hôpital Cochin le voir pour lui parler des gens de mer. J'ai, bien entendu, donné suite à cette invitation et nous avons conversé sur le sujet pendant un après-midi. Il s'étonnait de voir subitement arriver à sa rédaction des études sur les gens de mer, alors que le seul article paru dans la revue sur le sujet datait de 1976 et concernait une description du fonctionnement du Service de santé des gens de mer par son chef, qui y avait fait carrière jusqu'en 1985, le médecin général Christian René. Un ancien médecin de marine, le Dr Dupoux, avait bien essayé de monter un centre de bibliographie sur la médecine maritime, mais solitaire et sans appui universitaire, il s'était fait étriller par René, car tout ce qui n'émanait pas des gens de mer était voué aux gémonies !

En tant que médecins des gens de mer, nous intervenions dans les écoles d'apprentissage maritime (EAM, actuellement dénommés lycées maritimes) et dans les écoles nationales de la marine marchande (actuellement Ecole nationale supérieure maritime ENSM) pour assurer les cours d'hygiène et de secourisme adaptés au milieu maritime. J'avais, en 1985, écrit un ouvrage pour les élèves de l'établissement de Saint-Malo, que j'avais appelé *Hygiène de la navigation maritime*. Il avait été polycopié et relié à un certain nombre d'exemplaires. Je ne sais pas s'il a continué à être diffusé après mon départ de Saint-Malo en 1987. J'avais lu qu'un professeur allemand, le Pr Goethe, du *Bernhard Nocht Institute* de Hambourg, s'intéressait à la médecine maritime, éditait des références bibliographiques sur tout ce qui paraissait en médecine maritime et avait publié un traité *Handbook of Nautical Medicine* chez Springer Verlag en 1984. Je lui avais écrit une lettre avec les textes de mes travaux publiés, lettre que j'avais fait traduire en allemand par ma belle-sœur, Alsacienne, et je me souviens qu'il m'avait gentiment répondu en me félicitant pour mon parfait allemand... Le Professeur Goethe a été à l'origine du premier rassemblement européen de médecine maritime qui s'est tenu à Hambourg en 1978. Il a publié aussi deux gros volumes de bibliographie sur la médecine maritime (en 1977 et en 1982) et il faut reconnaître qu'au niveau international, le nombre d'articles écrits par des Français était presque insignifiant. J'y ai relevé quelques noms comme Adrien Carré (médecin général, ancien chef du SSGM, et historien connu du service de santé de la marine, que j'ai déjà cité), Henri Laborit bien sûr (*L'activité cholinestérasique et son rôle probable dans le mal de mer,* 1946), Montandon (*Etude expérimentale de la physiopathologie des cinétoses,* 1959), Moreigne (*Fatigue opérationnelle dans la marine,* 1960*),* Duluc (*Le visage clinique actuel de la syphilis récente dans la marine,* 1964), Niaussat (*Réactions cutanées de type allergique observées chez des plongeurs en Polynésie. Etiologie zoologique probable,* 1970), Guillerm (*Le conditionnement hypoaérobie du plongeur,* 1971), Danjou (*A propos d'une intoxication alimentaire par le plomb à bord d'un pétrolier,* 1972), Delmont (*A propos d'un cas d'intoxication par l'hydrate d'hydrazine chez un marin de la marine marchande,* 1977), Caille et Bassano (*Biorythm and watch rhythms : hemeral watch rhythm and anhemeral watch rhythm in simulared permanent duty,* 1977), Audebert (*Eczéma professionnel du marin par contact de bryozoaires en Baie de Seine,* 1978*).* La grande majorité de ces auteurs est issue du corps de santé de la marine nationale.

Si les travaux français étaient peu connus hors de nos frontières, c'est parce que la plupart d'entre eux étaient publiés en français ou publiés dans des revues spécialisées très éloignées du milieu maritime. Par exemple, Caille travaillait sur la problématique du sommeil et de la vigilance. Il publia beaucoup, avec son collègue Bassano, dans les années 1975-1978, dans la revue *Psychologie médicale* sur ce sujet (« *Approche du processus hypnique : analyse, fonctions temporelles, valeur fonctionnelle* » en 1975 ; « *Structure tonique et modèle d'adaptation du sommeil* » en 1976 ; « *Déformation du sommeil et du comportement en environnement sonore simulé* », en 1977 ; « *Adaptabilité du biorythme à une discontinuité du rythme de veille. Adaptation contrôlée à un situation simulée* » en 1978).

Le seul laboratoire universitaire estampillé (Université de Bretagne Sud, à Lorient), dédié aux conditions de vie des marins (surtout des pêcheurs), a été celui de Patrick Dorval, Marcel Andro et Gilbert Le Bouar, dans les années 1980. Claude Le Pluart y était associé en tant que médecin du travail représentant le service de santé des gens de mer. Ils ont commencé à œuvrer sur les causes des accidents du travail à la pêche maritime (« *Analyse des données sur les accidents du travail à la pêche maritime dans les pays de la CEE de 1977 à 1980* »,1983), puis ont beaucoup développé les mesures de bruit et leur impact sur les pêcheurs (« *Nuisances sonores et pêches maritimes – Exposé des résultats obtenus lors d'une campagne de mesures effectuée à la pêche industrielle* », 1984), pour ensuite évoluer plutôt dans le domaine de l'ergonomie des navires et de la sécurité (« *Sécurité et conditions de travail à la pêche artisanale et semi-industrielle* », 1987 ; « *L'intervention ergonomique dans la conduite d'un projet de construction de navires de pêche* », 1991 ; « *Sécurité et conditions de travail dans la conception d'un navire de pêche »*, 1993). Les créateurs du laboratoire ont laissé la place, dans les années 2005, à une psychologue, Christine Chauvin, qui, toujours avec Gilbert Le Bouar, a réorienté le labo vers un domaine d'essence plus psychologique, concernant toujours la sécurité des navires, de pêche comme de commerce, en particulier concernant l'analyse des graves problèmes de collision en mer (« *Modélisation et simulation cognitive en situation dynamique : application à la prise de décision en conduite du navire »*, 2001 ; « *Collision risk management in passenger transportation : A study of conditions for success in a safe shipping company »*, 2015).

Une particularité en médecine maritime concerne la médecine de la plongée où les travaux français ont toujours été dans les meilleurs. Bien que ce livre n'ait pas comme vocation d'aborder la médecine subaquatique, nous devons citer ces travaux français considérables sur la physiologie, la physiopathologie et la pathologie liées à la plongée en scaphandre autonome. Charles Héderer (1886-1967) fut un des pionniers de la recherche en médecine de la plongée, dans le laboratoire de physiologie de la Marine, à Toulon, qu'il créa en 1930. Il introduisit, en France, l'oxygénothérapie et mit au point les premières tables de décompression françaises. Il fut suivi, après la deuxième guerre mondiale, par Laborit, comme nous l'avons vu, avec la création du CERB (Centre d'Etudes et de Recherche en Biophysiologie). D'autres ont pris le relais, en particulier L. Barthélémy, B. Broussolle, A. Michaud, P. Cavenel puis, plus récemment par JL. Meliet, JE. Blatteau. Le milieu civil n'est pas en reste avec, à Marseille, M. Coulange qui publia, avec Broussolle et Meliet « *Physiologie et médecine de la plongée »*, 2006 ; JH Corriol (« *Physiologie et physiopathologie de la plongée en apnée »*, 1967). Il ne faudrait pas oublier de citer Xavier Fructus, médecin de la COMEX, dirigée par Henri Delauze. Fructus a décrit en 1968 le *syndrome nerveux des hautes pressions* (SNHP) et a mis au point les tables de décompression pour la plongée à l'hélium. Ces travaux ont ouvert la voie aux plongées profondes. Dans les années 1980, la Marine Nationale et la COMEX, entreprirent une série d'expériences ENTEX (V, VIII, IX, XI) sous la direction scientifique de Broussolle, Naquet, Fructus et Cavenel dans le Centre Hyperbare du GISMER dans l'Arsenal de Toulon). Ces expériences (ENTEX, JANUS, HYDRA) permirent de mettre au point des mélanges très sophistiqués trimix – hélium – azote – oxygène, puis hydrogène – hélium – oxygène. Ces études ont servi à tous les types de plongeurs, qu'ils soient militaires, civils professionnels ou sportifs. Soulignons qu'une chaire de médecine hyperbare a été ouverte à l'hôpital Sainte Anne de Toulon et c'est JE. Blatteau qui en est le premier titulaire.

J'ai toujours été étonné de la façon dont les autorités se sont acharnées à mettre le service de santé de la Marine en coupes réglées, depuis les années 1950. Pour de bonnes et peut-être aussi, de mauvaises raisons (centralisation, uniformisation des services de santé dans les Armées, économies financières...). Mais que peut-on faire contre l'air du temps ? Cela a commencé par l'absorption des hôpitaux maritimes, puis celle de l'école de santé navale avec l'école de Lyon en 1971, avant sa fermeture définitive au profit des *santards* en 2011. Puis, après une création d'un Institut de médecine navale du Service de santé des Armées (IMNSSA) en 1993, à la place du CERB – Ecole d'application du Service de santé de la Marine. Cet institut a été dissout en 2011, noyé dans le nouvel Institut de recherches Biomédicales des Armées (IRBA), à Brétigny-sur-Orge. La recherche en médecine navale ne passe donc, actuellement que par le concours de l'IRBA, qui s'intéresse, surtout, aux problèmes posés au sein des sous-marins nucléaires. Des publications ayant trait à la Marine, dans la revue *Médecine et Armées* des dix dernières années (2009 - 2019), seuls sept articles intéressent la médecine navale (hors sous-marins et plongeurs) : « *Le transport du blessé dans la Marine Nationale* », J. Pontis *;* « *Particularités du sauvetage maritime de grande ampleur* », F. Topin ; « *Implication du SSA dans l'aide médicale en mer* », E. Dulaurent ; « *Contrôle qualité externe des analyses d'eau sur les bâtiments de la marine* », D. Saurat ; « *Douleurs thoraciques aiguës en haute mer* », C. Clavel ; « *Apport de l'échographie portable au diagnostic des thromboses veineuses en situation isolée* », C. Vergez-Larrouget ; « *Quel temps pour les marins ? Esquisse d'une phénoménologie du métier de marin* », Caillet L., Papeta D. C'est peu !

La Marine, qui était depuis des siècles, très attachée à son service de santé, n'a pas pu contrecarrer cette évolution. J'avais eu une discussion personnelle, en 1977, avec l'Amiral Philippe De Gaulle, à propos de l'embarquement ponctuel, pour des missions d'urgence, de chirurgiens issus de l'armée de terre, à bord de certains bâtiments de la Marine. Il s'était insurgé en me déclarant : « Comment se fait-il qu'on embarque des biffins au lieu de marins ? ». Je lui avais répondu qu'à l'hôpital d'Instruction des Armées de Brest, anciennement hôpital maritime (on l'appelle toujours comme cela aujourd'hui), il n'y avait plus aucun chirurgien de marine. Depuis ce temps-là, la Marine a dû se faire une raison.

Création d'un diplôme de médecine maritime et de la Société Française de Médecine Maritime (SFMM)

En 1997, le professeur Jean-Dominique Dewitte m'invita à intervenir, en tant qu'ancien médecin de marine, lors d'un colloque sur le thème de la santé des marins, organisé par l'Université de Bretagne Occidentale. J'en profitai pour lui proposer de mettre en place une formation en médecine maritime à la faculté de médecine de Brest, du fait de la disparition effective de celle concernant le brevet de médecin de la marine marchande. Il y avait déjà à Brest la recherche en océanographie, le droit maritime, donc pourquoi pas la médecine maritime ? Jean-Dominique m'a suivi dans cette démarche et a tout mis en œuvre pour créer le diplôme d'Université de médecine maritime (DUMM). La première session de ce diplôme s'est déroulée en 1998. Dans le chapitre sur l'urgence maritime, j'ai raconté comment, en 2003, nous avons dû modifier le diplôme en deux certificats, le certificat général de médecine maritime et le certificat d'urgences maritimes au sein de ce diplôme. En 2008, nous avons redéfini la formation dans cette discipline en créant un tronc commun de connaissances, tout médecin travaillant dans le domaine de médecine maritime devant avoir un minimum de connaissances sur le milieu maritime, quelle que soit sa fonction. Cette session de tronc commun est suivie de sessions plus spécialisées comportant trois options : la santé au travail maritime, la médecine embarquée et la médecine d'urgences maritimes, les étudiants pouvant choisir une ou plusieurs options. En 2008, le diplôme a aussi été ouvert aux infirmiers. Il fonctionne de cette façon encore aujourd'hui, les sessions ayant lieu tous les deux ans. Ill est intéressant de noter que, plus les années passent, plus le nombre d'étudiants augmente.

L'ouverture de ce diplôme nous a vite rappelé qu'il n'y a pas d'enseignement valable et à jour des connaissances sans une recherche dans le domaine. C'est pourquoi nous avons créé, avec Jean Dominique Dewitte et Arnaud Cénac (professeurs au CHU de Brest, le premier de médecine du travail et le deuxième de médecine interne et tropicale), la Société Française de Médecine Maritime, société savante compétente dans le domaine maritime, en 2001. Deux médecins militaires s'étaient adjoints à nous, les médecins en chef Philippe Bietrix, chef du laboratoire de bactériologie/virologie/vaccinations de l'hôpital d'instructions des Armées de Brest et le médecin en chef Joël Cuzon, médecin-chef régional du Service de santé des Gens de mer. Mais ces derniers n'ont pas poursuivi l'aventure et ont disparu de notre horizon à leur départ en retraite.

Cette idée de société avait déjà été évoquée dans le passé, notamment lors d'un repas au Cercle naval de Lorient, en juillet 1988, auquel j'avais convié Daniel Carcaillet, chef du service médical de la Brittany Ferries et médecin généraliste à Plomelin, et Benoît Goullin, médecin des gens de mer à Vannes / Auray à l'époque. Mais cette idée avait fait long feu.

En 2001, je m'étais lancé dans la mise en œuvre d'un site internet pour la Société. J'ai donc eu l'occasion de rechercher sur google (il existait déjà !) des données sur la médecine maritime et j'ai alors découvert qu'il existait une société espagnole de médecine maritime, une société allemande et même une association internationale, l'IMHA (*International Maritime Health Association*) qui était née en 1997, donc très peu de temps avant notre propre Société.

Nous avons alors appris qu'il existait un symposium international de médecine maritime, auquel la France n'était pas du tout représentée. J'ai su depuis que le Dr Robert Verbist, d'Anvers, qui était alors président de l'IMHA, avait contacté le Dr Caillard, chef du service de santé des gens de mer, dans les années 1998, pour venir expliquer l'existence de l'IMHA aux journées de médecine des gens de mer, qui avaient été lancées quelques années plus tôt par le prédécesseur de Caillard, le Dr Poutrain. Il paraît que Rob avait été reçu avec une indifférence certaine, si ce n'était avec condescendance. Lors de la création de la SFMM en 2001 et la découverte de l'existence de l'IMHA, j'ai contacté Rob Verbist et Luisa Canals, la secrétaire de l'association internationale et aussi présidente de la Société espagnole de médecine maritime. Ils m'ont répondu tous les deux qu'ils étaient heureux qu'enfin un signal positif de la France soit lancé envers eux. Nous avons donc raccroché le mouvement en participant, le Pr Jean Dominique Dewitte et moi, au Symposium de 2003 qui se déroulait à Tarragone en Espagne. Depuis, la SFMM a participé activement à tous les symposiums et a organisé le 12e à Brest en 2013. C'est aussi à ce moment-là (années 2000) qu'une formidable équipe s'est créée à Brest, avec l'arrivée de deux jeunes médecins du travail, Brice Loddé qui est devenu l'adjoint de Jean Dominique Dewitte et David Lucas que j'ai fait embaucher à Santé au Travail en Iroise STI (l'association interprofessionnelle de médecine du travail de Brest qui m'employait). David avait la charge des entreprises de réparation navale de Brest et moi, j'avais la charge d'Ifremer, Genavir et France Télécom marine. Ces responsabilités nous donnaient une légitimité dans le milieu maritime que j'avais perdue, en ce qui me concerne, en quittant la marine en 1993. David a écrit sa thèse de médecine sur les allergies aux produits de la mer, puis a publié plusieurs articles sur ce sujet, articles qui ont ensuite été cités dans la presse internationale (*Occupational asthma in maritime environment* en 2006, *Occupational asthma in the comercial fishing industry: a case series and review of the literature* en 2010). Il a été cité notamment par M. Jeebhay, le spécialiste mondial de ce thème que j'ai rencontré en 2009 lors d'un congrès à Goa en Inde. En 2018, il a soutenu une thèse de sciences (PhD) et a rejoint l'équipe de Jean-Dominique Dewitte. Richard Pougnet, qui intègre notre équipe en 2005, décrit dans sa thèse de médecine le deuxième cas mondial d'asthme au métabisulfite chez un pêcheur, et publie ce cas en 2006. Le premier cas avait été décrit par Madsen en 2004. En 1980, lorsque j'étais médecin des gens de mer au Guilvinec, j'avais effectivement constaté que les marins pêcheurs aspergeaient du méta bisulfite sur les langoustines pêchées au large pour les conserver. Je m'étais intéressé à cette question et j'avais lu qu'il existait une relation entre ce produit et l'apparition d'asthme. J'avais regardé, à l'époque, si je trouvais des cas dans les marins que je surveillais, sans succès. J'ai donc attendu plus de vingt ans les premières publications sur ce sujet... En fin de compte, depuis 2003, notre équipe a publié ou présenté pas moins d'une centaine de travaux au nom de la SFMM.

Mes recherches de ces dix dernières années ont porté en particulier sur deux thèmes : les conditions de la déclaration de l'aptitude à l'embarquement et l'environnement psychologique des marins. J'ai déjà évoqué ma vision du premier thème. Je pense avoir apporté un certain éclairage sur les différents aspects du second thème. En effet, ayant constaté depuis les années 1995 une dégradation constante des conditions psycho-sociales subies par les salariés des entreprises terrestres que je suivais en tant que médecin du travail, j'ai eu l'occasion d'approfondir les connaissances modernes dans ce domaine. J'en ai adapté certaines au milieu maritime, ce qui permet encore aujourd'hui d'éclairer des points fondamentaux sur la santé et même la sécurité des marins. L'application au milieu maritime de la théorie de *l'idéologie défensive de métiers* de Dejours, que j'ai déjà évoquée, a fait naître d'autres réflexions : y a-t-il, par exemple, une sélection chez les marins-pêcheurs de sujets présentant un profil psychologique particulier de type conduite à risques ? Un modèle appliqué aux conduites à risques appelé « modèle de l'ordalie » avait été décrit et permettait de définir chez les sujets et les populations concernées (adeptes de sports à grand risques, conduites dangereuses en voiture, conduites addictives pouvant déboucher vers une issue fatale) quatre dimensions (prise de risque, vision positive de la prise de risque, transgression et croyances). Ce modèle me paraissait être complémentaire de celui de Dejours et pouvait apporter un éclairage très pertinent sur beaucoup d'attitudes retrouvées dans le milieu de la pêche (travail sans vêtements à flottabilité intégrée, pêche dans des endroits très dangereux comme le raz de Sein, pêche malgré des conditions tempêtueuses…). J'ai proposé un mémoire sur ce sujet à Catherine Lemoine, une étudiante du DUMM en 2005. Mais les résultats de ce travail ont montré une différence significative uniquement pour la dimension *transgression* chez les pêcheurs par rapport à des témoins à terre. En 2016, une équipe marocaine (Ghailan et Laraqui) a procédé à la même enquête et ces auteurs ont trouvé une positivité pour la dimension *croyances* chez les pêcheurs marocains, expliquant, à leur sens, cela par la différence de religions entre les deux pays (*Risk-taking behaviours among fishermen in Morocco by the evaluation of « ordalique » functioning*, International, maritime Health, 2017). J'ai eu aussi l'opportunité de travailler sur la question du stress chronique chez les marins de la marine marchande embarqués à bord des navires océanographiques. J'ai pu montrer que les navires modernes automatisés pouvaient avoir un effet sur le comportement des marins personnels d'exécution, et tout particulièrement un effet d'ennui.

J'ai publié quelques articles sur ce sujet et en ai parlé aux responsables, mais sans impact réel jusqu'à présent. C'est pourquoi j'ai initié l'écriture d'une monographie sur tous ces sujets : *La santé mentale des gens de mer* (SFMM-BoD, 2022). Cette intrusion de notions de psychologies du comportement m'a, en revanche, valu quelques soucis. J'avais été invité en 2006 à intervenir dans un congrès européen à Lorient (Ergomare 2006). A la suite de ma présentation évoquant l'idéologie défensive de métiers et le modèle ordalique, j'ai violemment été agressé publiquement par l'administrateur général Georges Tourret, président de l'Institut maritime de prévention. Alors que j'avais pensé expliquer le pourquoi psychologique concernant l'absence de port des vêtements à flottabilité intégrée (VFI) chez les marins-pêcheurs (10% seulement le portaient à l'époque) par le déni du risque de tomber à l'eau, Tourret a dû comprendre que j'étais contre les VFI, ce qui était évidemment absurde !

En travaillant mes cours sur le risque maritime, en particulier à la pêche, j'ai pu adapter à ce milieu particulier des modèles développés pour d'autres milieux dangereux. Je citerai ici le modèle de Reason (ou modèle dit du *fromage suisse*) qui décrit très bien les types d'erreurs humaines amenant à un risque d'accident et les manquements dans les barrières mises en place (ressemblant à des trous dans une tranche de gruyère, d'où son nom), un alignement de ces « trous » conduisant à l'accident. Mais le modèle le plus intéressant est celui appelé modèle de Rasmussen-Amalberti, ou modèle de la *double migration*, qui décrit l'évolution d'un « système » (en l'occurrence le navire), sous trois pressions (individuelle, technologique et économique) dans deux sens, vers une optimisation des performances (en abscisse) et vers une augmentation des bénéfices individuels (en ordonnée). La dérive du système dans ces deux directions conduit à l'accident. Un accident de pêche[9] survenu en janvier 2023 aux alentours de l'île de Ré (accident du *Rumalo II*) illustre parfaitement la véracité du modèle appliqué à la pêche.

Avec Myriam Rio-Menaheze, qui était infirmière à Ifremer, nous avons pu approfondir nos connaissances sur les conditions de santé des océanographes, qui partent souvent très loin en mer et très longtemps (de trois à cinq semaines). Myriam a eu l'opportunité d'embarquer pour une campagne hauturière et a mis à profit celle-ci pour étudier *in situ* ces conditions de vie embarquée. Elle a pu confirmer qu'il y avait une baisse des performances physiques et mentales au cours des embarquements, similaires entre les hommes et les femmes. Le mal de mer a pu aussi être étudié de près, notamment les différences qui existent entre les hommes et les femmes (pour le *mal de mer* et le *mal de débarquement*), ainsi que le retentissement de ce mal-être sur les conditions de travail à bord. Elle a écrit un mémoire sur cette expérience, ce qui lui a permis d'être très bien reçue au diplôme inter-universitaire de santé au travail (en 2012).

La Société a rempli également son contrat en organisant des manifestations scientifiques sur le thème de la santé maritime. Quatre colloques « mer et Santé » ont eu lieu à Brest en 2001, 2003 et 2005 et 2010.

---

[9] BEA mer. Rapport d'enquête. Naufrage du Rumalo II le 27 janvier 2023 au large de l'île de Ré (une victime).
file:///C:/Users/domin/Downloads/bea_mer_-_rumalo_ii.pdf

Quatre journées de médecine d'urgences maritimes ont aussi figuré sous la bannière de la SFMM (Le Havre en 2006, Toulon en 2007, Brest et 2008 et Biarritz en 2009). Par la suite, ces journées d'étude ont été remplacées par le Congrès International hispano-francophone dont nous parlerons plus loin. Un congrès a rassemblé à Paris, en 2016, les journées de médecine des gens de mer, le congrès hispano-francophone et les journées de médecine d'urgences maritimes. Jusqu'à présent, le Pr Miséry, chef de service de dermatologie au CHU de Brest, a réussi à mettre sur pieds sept congrès de dermatologie maritime, avec l'agrément de la SFMM, bien que celle-ci n'ait jamais été directement organisatrice de ces journées qui ont l'avantage de se dérouler la veille des journées maritimes de Brest, tous les quatre ans (la dernière a eu lieu en 2016). Le Dr Lucas a organisé pour le compte de la SFMM un séminaire « Amiante à bord des navires » en 2015 qui a été un réel succès. Le psychiatre Luc Christophe Guillerm, membre de la Société, a fait paraître en 2004 un intéressant livre sur le défi psychologique de la survie en radeau (*Naufragés à la dérive*, L'Harmattan).

Le professeur Arnaud Cénac, co-fondateur de la Société Française de Médecine Maritime, disait, à propos de la sortie du *Traité de médecine maritime*, que ce livre était la traduction matérielle d'une véritable *Ecole de médecine maritime* que nous avons créée. Il est vrai qu'en ouvrant, dans deux universités françaises, des cours de médecine maritime, le DUMM à Brest et le DIU d'urgences maritimes à Marseille, nous avons proposé des formations dans cette discipline. Nous avons donc des élèves et des enseignants. Et qui dit enseignement impose l'obtention d'un niveau de connaissances le plus élevé possible pour les enseignants, et la mise en place d'une recherche dans le domaine pour faire évoluer les connaissances. Mais cela suffit-il pour parler d'Ecole ? Pour pouvoir évoquer ce terme, il faut construire un ensemble cohérent, singulier, au top des connaissances. Bref, dégager une *vision originale* et exportable de la discipline. Est-ce le cas pour nous ?

Premièrement, la définition de la médecine maritime que nous adoptons en France, est une définition souvent plus large que celle de nos voisins : nous ne cantonnons pas le champ de la médecine maritime au seul domaine professionnel traditionnel (commerce, pêche, défense), mais nous l'élargissons aussi à toutes les activités humaines se développant sur et au contact de la mer (sports nautiques et subaquatiques de plaisance et professionnels, activités portuaires), et aux problèmes environnementaux maritimes et côtiers ayant un impact possible sur la santé.

Deuxièmement, nous avons développé une véritable recherche en médecine maritime dans divers domaines (urgences, toxicologie maritime, nuisances et problèmes psychosociaux à bord). Cette recherche est, bien entendu, empreinte des connaissances et théories issues des écoles françaises de médecine. La théorie de *l'idéologie défensive de métiers,* développée par le psychiatre Christophe Dejours, s'applique, par exemple, parfaitement au milieu de la pêche, et est un point de vue bien français. Nous avons aussi toujours été des pionniers en médecine hyperbare et subaquatique.

Troisièmement, la pédagogie que nous avons développée et qui prône un socle commun de connaissances sur le milieu maritime à tous les acteurs médicaux qui interviennent dans le milieu (médecine du travail maritime et portuaire, médecine embarquée et médecine d'urgences maritimes), est unique. Elle a été admise par les responsables des enseignements des deux universités de Marseille (qui n'enseigne que les urgences maritimes) et Brest.

Plus globalement, le rapprochement entre les deux sociétés et la fusion récente entre elles pour qu'il n'y ait qu'une seule Société Française de Médecine Maritime entérine cette vision des choses. Par ailleurs, les autres enseignements en médecine maritime existant dans d'autres Pays (par exemple chez nos amis de l'Université de Cadix), ne couvrent que la partie médecine du travail de la médecine maritime.

Quatrièmement, nous nous appuyons sur l'organisation administrative et historique du milieu maritime français qui a ses propres spécificités et auxquelles nous adaptons notre enseignement (SSGM, CCMM, SAMU de coordination médicale maritime, CROSS, marine nationale, SDIS, pompiers, SNSM). Par exemple, le secours français en mer est très médicalisé, ce qui n'est pas le cas de nos voisins britanniques.

Cinquièmement, notre enseignement est donc complet, cohérent, reconnu et exportable. Depuis 2006, nous formons les médecins vietnamiens à la discipline et nous participons régulièrement à la formation des médecins des gens de mer marocains. J'anime personnellement, tous les ans, une journée de formation au profit des médecins des gens de mer du Maroc, dépendant du ministère de l'Agriculture et des Pêches. Un certain nombre de médecins étrangers francophones se sont aussi inscrits aux deux DU depuis leur création.

Enfin, la Société Française de Médecine Maritime met à disposition des adhérents un site internet (www.medecine-maritime.fr), très régulièrement mis à jour, et publie en ligne une newsletter semestrielle, la *Lettre de Médecine maritime*. Elle met également à disposition des Sociétaires une bibliothèque comprenant un certain nombre de thèses sur des sujets de médecine maritime et environ 1500 articles publiés dans tous les domaines de cette discipline.

De nouveaux collègues motivés nous ont rejoint et seront certainement l'avenir de la Société. Je voudrais citer en particulier Matthieu Coudreuse, Bruno Barberon, Anne Henckes, Jean-Christophe Fimbault, Camille Jégo, Laurent Beust, Julien Pontis, Xavier Fouilland. Compétents, consciencieux, enthousiastes, ils sont, chacun dans leur domaine propre, l'avenir de la Société.

Publication du Traité de médecine maritime

Forts d'une longue expérience reçue de nos anciens, nous pouvons effectivement affirmer que, comme l'indiquait Arnaud Cénac, nous avons réussi à construire une véritable Ecole Française de Médecine Maritime. Le *Traité de Médecine maritime* en est la synthèse et aussi en constitue la preuve.

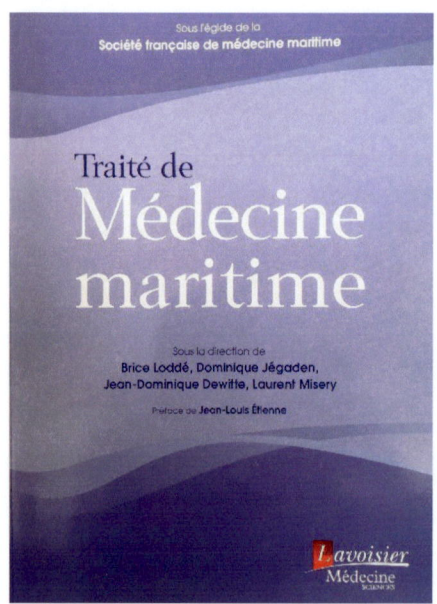

L'écriture et l'édition de ce Traité n'a pas été une sinécure ! Il est, en effet, difficile de coordonner une cinquantaine d'auteurs. Je dois rendre hommage ici à la ténacité de Brice Loddé, qui a réussi à motiver et à recueillir tous les textes de la part des différents auteurs, malgré le défaussement de certains. Nous avons mis à peu près quatre ans pour cela, après une longue maturation. C'est le Pr Laurent Miséry, organisateur des journées de dermatologie maritime, qui nous avait décroché un éditeur, prestigieux s'il en est, puisque c'était *Springer Verlag*. Mais, au moment de sa publication en 2015, nous apprenions que Springer avait vendu ses droits à un autre éditeur, Lavoisier. C'est donc finalement sous cette bannière que le livre est sorti. Nous sommes donc très fiers d'avoir pu mener à terme ce projet qui nous inscrit dans la lignée de nos anciens du début du XXe siècle, eux-mêmes dans la lignée des grands hygiénistes navals du XVIIIe XIXe siècles. Depuis que, le Traité est sorti, nous en avons vendu plus de 150 exemplaires, ce qui est satisfaisant.

L'ouvrage a été préfacé par Jean-Louis Etienne, médecin et explorateur bien connu. Ce livre de 600 pages fait le tour de tous les aspects actuels de la médecine maritime et n'a pas, à ce jour, d'équivalent dans le monde. Malheureusement, comme il est écrit en français, il ne peut avoir de diffusion internationale en dehors des francophones. Cinquante auteurs, civils et militaires, universitaires ou venant du terrain, ont participé à sa conception. Ce traité collige la somme des connaissances du moment en médecine maritime et constitue l'honneur de la Société Française de Médecine Maritime d'avoir pu mener à bien ce considérable travail.

En 2022, la SFMM a édité un ouvrage complémentaire au traité – les années passent et les connaissances évoluent – intitulé « La santé mentale des gens de mer », de 260 pages. Cette monographie fait le point sur cette problématique en tenant compte des évolutions technologiques telles que la révolution des communications par internet qui transforme radicalement les relations avec la terre (relations avec l'armateur, avec la famille…).

Nous avons publié une deuxième monographie : « Les grands perturbateurs. Scorbut et béribéri dans la Marine », une évocation historique de ces fléaux.

La prochaine monographie sur la naupathie sera publiée en mars 2024. D'autres suivront : les infections à bord…

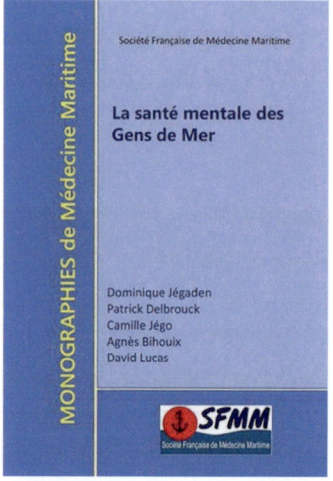
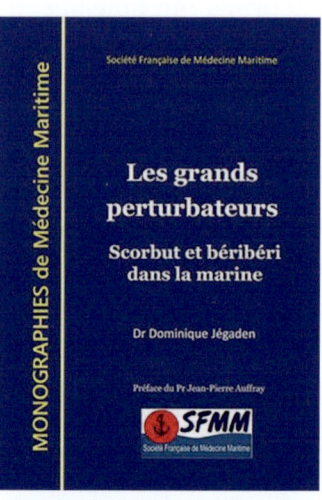
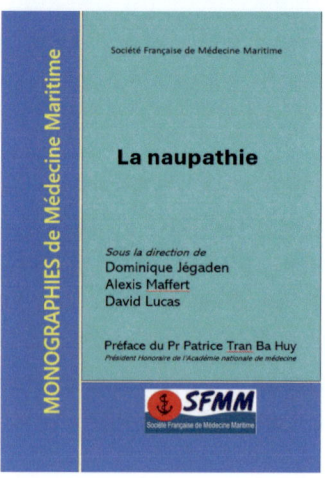
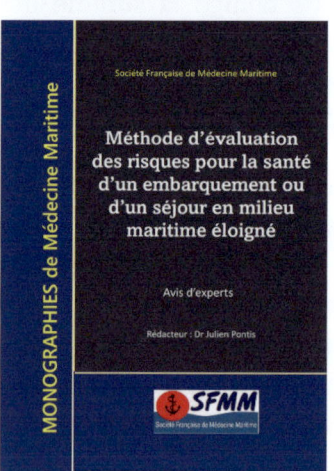

Relations internationales

Comme je l'ai déjà souligné à plusieurs reprises, la connaissance de la médecine maritime ne saurait se contenter d'une seule vision hexagonale, les gens de mer étant susceptibles de voyager dans le monde entier. N'oublions pas le rôle déterminant de vecteur de maladies qu'a joué le navire, en tant que moyen de transport, au cours des âges. Cette notion reste valable aujourd'hui. C'est pourquoi, conscients dès le début de cette obligation de coopération internationale, le Pr Dewitte et moi avons adhéré à l'International Maritime Health Association (IMHA) dès 2003, et nous avons été, de ce fait, les premiers français à affirmer notre volonté de collaboration avec les autres pays maritimes. Et je pense que nous avons bien réussi, malgré le piètre maniement de la langue de Shakespeare que nous avions. Mais les jeunes ont pris le relais et sont, dans ce domaine, plus doués que leurs anciens. Les bonnes relations que nous avons su établir, dès le début, avec les membres de la Société Espagnole de médecine maritime (SEMM), ont été également déterminants dans le développement international de notre Société. Nous avons noué des liens d'amitié très forts avec Luisa Canals, grande personnalité internationale du monde de la santé maritime, ayant été présidente de la SEMM et présidente de l'IMHA, et avec le Professeur Pedro Nogueroles, de l'Université de Cadix, également ancien président de la SEMM, qui était présent à Brest le jour de l'inauguration du DUMM en 1998. Il espérait déjà, à cette époque, monter une collaboration d'enseignement en médecine maritime entre les deux universités, mais celle-ci ne verra finalement jamais le jour (bien que la ville de Cadix soit jumelée avec Brest). En 2005, j'ai invité le Pr Nogueroles, alors président de la SEMM, à revenir à Brest pour participer à une journée organisée par la SFMM. C'est au cours de ce séjour que nous avons décidé de créer un congrès franco-espagnol de médecine maritime. Nos deux pays, vieux pays maritimes, sont baignés par les mêmes mers. Ils sont soumis aux mêmes problématiques, notamment en matière de médecine maritime, en matière de gestion de la santé des marins, et en particulier des pêcheurs. Malgré l'hostilité récurrente entre pêcheurs espagnols et français dans le Golfe de Gascogne, la coopération entre médecins français et espagnols est très ancienne. Il faut rappeler ici l'œuvre du Dr Philippe Paris, qui a été à l'origine d'un support médical embarqué à bord d'un bateau de pêche – le chalutier français *Douric 2* - avec un confrère espagnol, à l'occasion des campagnes de pêche au germon, dans les années 1980. Philippe Paris a ensuite été recruté comme médecin des gens de mer au Guilvinec. Ce projet de congrès s'est vite transformé en projet non pas franco-espagnol, mais hispano-francophone, afin de « ratisser plus large » dans les communautés francophone et hispanophone. Et cela a plutôt bien marché puisque les Marocains se sont rapidement joints à nous. Je tiens à souligner ici le rôle important qu'a joué Mr Ahmed El Kouhen, haut fonctionnaire Marocain dans l'administration des pêches maritimes, dans l'organisation de la participation marocaine aux congrès hispano-francophones et à l'installation de relations pérennes entre nous. Le premier congrès a eu lieu en 2007 à Brest, le deuxième en 2008 à Carthagène (Espagne) et le troisième en 2009 à Agadir, et ainsi de suite depuis. Le Congrès a été organisé, nouvelle étape en 2017, à Panama.

La fréquentation assidue des Symposiums de l'IMHA (Tarragone en 2003, Rijeka en 2005, Esbjerg en 2007, Goa en 2009, Odessa en 2011) nous a permis de connaître les principaux responsables mondiaux de la médecine maritime. Je citerai de manière non exhaustive bien entendu les professeurs Tim Carter (Grande Bretagne), Nebosja Nilkolic (Croatie), Olaf Jensen (Danemark), Axel Schreiner (Norvège), Stanislaw Tomaszunas et Bogdan Jaremin (Pologne), Francesco Amenta (Italie), Eilif Dahl et Alf Magne Horneland (Norvège), Ralph Nilsson (Suède), Raymond Lucas et Keith Boniface (USA), les docteurs Rob Verbist (Belgique), Lucas Viruly (Pays-Bas), Ilona Denisenko (Russie), Suresh Idnani (Inde), Sally Bell (GB) et bien d'autres. Certains sont décédés depuis, notamment Stanislas Tomaszunas, qui a été un grand médecin maritime Polonais et une figure de l'Institut de médecine maritime et tropicale de Gdynia. En 2005, j'ai eu l'honneur de recevoir de ses mains la médaille commémorative du soixantenaire de cet institut (1939 – 1999). Beaucoup ont pris leur retraite.

Ces relations nous ont aussi permis de nous faire connaître et reconnaître dans le milieu. J'ai été nommé membre du comité éditorial de la revue *International Maritime Health*, éditée par l'Institut de médecine maritime et tropicale de Gdynia (Pologne), et devenue ensuite l'organe officiel de l'IMHA, avec le concours financier des Norvégiens. En 2005, nous avons monté un projet européen de coopération pour la formation des médecins en médecine maritime (projet européen *Medmar* ou « La formation post-universitaire en Médecine Maritime dans l'Europe des 25 »), projet qui, finalement, n'a pas été retenu. J'ai été plusieurs fois à Bruxelles pour la circonstance, étant le rapporteur officiel de ce projet. Les motivations de celui-ci avaient pourtant été clairement définies : « La décennie passée a vu plusieurs catastrophes maritimes en Europe, naufrages, collisions, pollution des côtes, pertes en vies humaines. Si la sécurité maritime a été l'objet d'un développement remarquable, notamment avec la création récente d'une agence européenne de sécurité maritime, il n'en est pas de même dans le domaine de la santé. Or la santé en milieu maritime est un problème préoccupant à plusieurs titres. En effet,

- Le milieu maritime étant spécifique, les médecins de bord doivent avoir une formation adaptée en matière de réglementation, d'hygiène, de connaissance du milieu, de gestion des urgences, de pathologie ;
- Il y a augmentation du trafic maritime international avec des équipages multi-ethniques pouvant être à l'origine de propagations de maladies, soit par propagation de vecteurs par voie maritime (moustiques) dans un contexte de réchauffement de la planète, soit par contamination directe interhumaine (maladies émergentes, grippe, SRAS…) ;
- Beaucoup d'accidents maritimes sont directement liés à un problème de santé de l'équipage (fatigue, problèmes de vigilance…) ;
- Le nombre de navires de croisière augmente, embarquant de grandes quantités de passagers, susceptibles d'être touchés par des épidémies (par exemple des épidémies de gastro-entérites à norovirus) pouvant poser des situations sanitaires graves en mer et dans les ports ;
- Les progrès de la télémédecine maritime sont promis à un développement important, mais impliquent une formation spécifique des médecins praticiens ;
- Les répercussions des pollutions maritimes sur la santé humaine sont encore mal connues et évolutives (pollutions par hydrocarbures, par bactéries et virus et par algues toxiques) ;

- Les sports de mer et la pratique de la croisière de plaisance sont en augmentation, et posent des problèmes spécifiques de prise en charge médicale.

Par ailleurs, la Convention 164 de l'OIT sur la protection de la santé et les soins médicaux des gens de mer, signée par plusieurs pays de la Communauté Européenne, indique que l'autorité compétente doit s'assurer que les médecins donnant des conseils médicaux pour les marins reçoivent une formation appropriée et sont informés des conditions existant à bord des navires. Il en est de même pour les médecins qui délivrent les certificats d'aptitude à la profession de marin. A ce jour, rares sont les Universités qui délivrent un enseignement complet et cohérent sur ce sujet.

L'Université de Bretagne Occidentale (Brest – France) est la seule à proposer, depuis 1998, un diplôme d'Université en Médecine Maritime, mais seulement en langue française. L'Université *Roviro I Virgili* de Tarragone (Espagne) est en cours de mise au point d'un diplôme similaire accessible sur internet, en espagnol, prévu ultérieurement en anglais puis en français. Si certains organismes universitaires ou non ont développé des centres de recherche en médecine maritime (Danemark, Finlande, UK, Belgique), la formation reste parcellaire. La réglementation en matière de médecine maritime est, par ailleurs, disparate. Elle s'appuie sur les conventions de l'OIT pour les pays qui les ont signées, sans uniformisation européenne. Aucun texte européen ne prévoit par exemple l'exigence d'un diplôme spécifique pour les médecins qui embarquent pour raison professionnelle à bord de certains navires (paquebots, ferries, navires océanographiques, navires de surveillance des pêches...). Toutes ces situations montrent l'importance de développer en Europe une formation post-universitaire en médecine maritime sur des bases communes. Un certain nombre d'Universités européennes ou de pays devant entrer prochainement dans l'Union montrent un intérêt croissant pour ce type de formation. C'est pourquoi, le moment nous paraît particulièrement propice au développement d'un projet commun en la matière. Ce projet serait donc de :

- Déterminer les compétences professionnelles communes nécessaires demandées aux médecins maritimes concernés ;
- Mettre en place une base de données européenne commune en matière de médecine maritime. Cette base de données devra contenir :
  o La liste des organismes et compagnies utilisateurs de médecins maritimes avec leurs coordonnées ;
  o La liste des médecins diplômés et/ou compétents en médecine maritime ;
  o La réglementation maritime internationale et européenne en matière de santé ;
  o La liste la plus exhaustive possible des publications internationales en matière de médecine maritime (publications dans des revues médicales spécialisées, thèses, mémoires), qui seront, au préalable, validées par un comité d'experts selon un protocole qu'il conviendra de définir ;
- Proposer une trame pédagogique pour une future formation européenne en médecine maritime et la forme du diplôme commun délivré (mastère ?) ;
- Proposer une évolution de la réglementation européenne en matière de santé maritime (par exemple, obligation de posséder ce diplôme pour pouvoir embarquer ou exercer la médecine d'aptitude des gens de mer).

La formation post-universitaire devrait intéresser les médecins qui embarquent à bord de navires (paquebots, ferries, navires-hôpitaux, navires de surveillance des pêches, sans parler des navires des marines militaires), qui ont en charge la délivrance de l'aptitude médicale à la profession de marin et la surveillance médicale ultérieure de ceux-ci, qui exercent la médecine du travail et/ou le conseil médical dans les armements maritimes, les entreprises portuaires et les organismes territoriaux sanitaires maritimes, qui sont en charge des urgences médicales en mer dans les centres de consultations médicales maritimes et dans les services d'urgences côtiers ou encore qui exercent dans des universités et des centres ayant des unités de recherche en matière de santé en relation avec le milieu maritime. » (Texte tiré du document de présentation du projet écrit conjointement par D. Jégaden et L. Canals).

Ce projet, qui tenait parfaitement la route et qui avait eu l'aval d'une trentaine d'universités européennes, a été présenté dans les projets *Erasmus* de la Communauté Européenne. Il s'est trouvé en concurrence directe avec de nombreux autres projets médicaux ou non. Il n'a donc pas été retenu, bien que présenté deux années de suite, probablement parce que le créneau (le milieu maritime ?) n'était pas assez porteur. Depuis, le cours espagnol est passé de l'Université de Tarragone à celle de Cadix. Il est proposé également en langue anglaise (et en e-learning). Mais sa dénomination *Master* n'entre pas dans les caractères spécifiés dans les Universités européennes pour avoir cette dénomination. Depuis quelques années, les Norvégiens proposent apparemment un petit cours, mais bien plus limité que les nôtres. L'Université de Bergen est devenue d'ailleurs un centre de médecine maritime et publie depuis 2010 sur Internet un *Textbook of Maritime Medicine* auquel notre équipe française a activement participé.

Un nouveau projet européen a récemment vu le jour. Intitulé « Maritime Health Research and Education MAHRE-NET Network », il se propose d'intensifier la recherche épidémiologique en milieu maritime professionnel. Il se situe ainsi dans le cadre plus général du mouvement OMEGA NET qui vise à étudier au niveau épidémiologique des cohortes professionnelles en Europe. Le responsable français de ce nouveau projet, représentant la SFMM, est le Dr David Lucas. Espérons qu'il aura plus de chances d'aboutir que son prédécesseur !

La SFMM a eu la responsabilité, en 2013, d'organiser à Brest le 12e Symposium de l'IMHA. Lorsque, deux ans plus tôt, nous avons pris la décision de de candidater à ce congrès international, nous ne nous sommes pas rendus compte des difficultés et des risques que nous prenions. Risque organisationnel : il fallait trouver plusieurs salles de conférences et un grand amphithéâtre, des hôtels, des traiteurs, du matériel technique. Il fallait pouvoir justifier d'un système performant d'inscriptions des congressistes, un site internet. Il fallait enfin mettre sur pieds un comité scientifique international pour filtrer les communications et proposer un programme scientifique digne d'un symposium international. Risque financier aussi car nous n'avions, dans la caisse de la SFMM qu'un maigre pécule. Il fallait pourtant être sûr de pouvoir payer l'entreprise d'organisation de congrès (Carte Blanche) qui nous coûtait trente-cinq mille euros. La Marine Nationale a bien voulu nous prêter des locaux prestigieux dans le Centre d'Instruction naval de Brest, notamment la très belle salle Richelieu qui offre une vue exceptionnelle sur la rade de Brest, et son amphithéâtre de cinq cents places. Nous avons pu compter aussi sur le concours de nombreuses personnes, dont, en particulier, celui de Sandrine Bianco, cadre à STI (santé au Travail en Iroise) qui a été déterminant. La manifestation a rassemblé trois cents personnes issues de quarante nationalités (il y avait, entre autres, des délégations Chinoise de Shangaï,

Japonaise, Vietnamienne, Philippine, et même Iranienne). La séance inaugurale a eu lieu la veille du congrès, dans la salle d'apparat de l'hôtel de ville de Brest, en présence de François Cuillandre, maire de Brest.

Les journées de congrès se succédèrent le mieux du monde, sans aucun problème. Et, de l'avis de tous les participants, ce fut un succès. Financièrement, sans demander la moindre subvention, nous avons réussi à « boucler » le budget, et même à en extraire un bénéfice non négligeable pour le fonctionnement futur de la SFMM. Malheureusement, le symposium n'a pas eu l'écho qu'il aurait dû avoir dans la presse. La revue Le Marin, qui aurait dû être intéressée au premier plan, n'a pas daigné participer. Son représentant local est venu m'interroger trois semaines après l'événement !

Ce grand rassemblement des ténors de la discipline a permis à certains collègues de conforter leur réseau international. Je pense à David Lucas qui a pu tisser des liens étroits avec une équipe allemande de l'Université de Hambourg (Pr Lydia Budnick et Pr Xavier Baur).

Depuis 2013, plusieurs symposiums ont eu lieu : Bergen en 2015, Manille en 2017, Hambourg en 2019. Jean-Pierre Auffray, Brice Loddé et David Lucas y ont représenté brillamment notre Société.

La revue *International Maritime Health* a publié en 2012 un intéressant article sur la recherche en médecine maritime (*Maritime health : a review with suggestions for research*) signé par une équipe Irlandaise. L'article fait un point sur toutes les publications de la revue IMH entre 2000 et 2010 et identifie six thématiques principales : accès à la santé (22% des publications), télémédecine (8%), maladies non contagieuses et problèmes physiques de santé (27%), maladies contagieuses (17%), santé psychique (11%), problèmes liés à la sécurité (15%). 55% des publications concernent les marins de commerce, mais seulement 8% les pêcheurs, 8% les passagers de paquebots de croisière, 7% les plongeurs, 6,5% les marins militaires. La France arrive au cinquième rang des publications (en nombre), avec 10 articles, derrière la Pologne (40 articles), mais il s'agit d'une revue polonaise, la Norvège (19 articles), l'Allemagne (17 articles), le Royaume Uni (11 articles). Le défaut de cette étude est qu'elle n'est pas exhaustive, car elle ne concerne que la seule revue IMH. C'est pourquoi, nous ne retrouvons pas les Espagnols dans le classement, car ils ont leur propre revue, *Medicina Marítima*. En y faisant un décompte du nombre d'articles parus, les Français sont signataires de 20 articles, soit 13% des articles publiés depuis 2002, ce qui n'est pas mal non plus, si bien que, en cumulant les deux principales revues de médecine maritime, nous nous situons, en fait, juste après les Espagnols et les Polonais. Cocorico ! Entre 2017 et 2020, la France a publié dans *International maritime Health* 25 articles sur 170, soit 15% de la production mondiale dans la discipline. 20 articles émanaient de membres de la SFMM. Mais ce qui est aussi intéressant, c'est la publication d'articles d'auteurs français qui n'appartiennent pas (ou pas encore) à la SFMM. Citons Emilie Dehours et Patrick Roux du CCMM, Mathieu Carron et Bruno Sicard. Ceci est nouveau et témoigne d'un intérêt croissant dans le milieu médical pour des sujets traitant de la médecine maritime.

C'est, pour nous, une grande satisfaction, car nous pouvons affirmer que, sans la SFMM, la France serait absente de ce classement. Nous appréhendons ici clairement la part prépondérante des sociétés dites « savantes », à côté des Instituts de recherche et des Universités. Le rôle des Sociétés étant de rassembler dans une même structure indépendante, tous les acteurs de recherche dans la même thématique. La médecine maritime n'échappe pas à la règle et n'existerait que très partiellement sans l'existence des Sociétés nationales et internationales de médecine maritime.

En parallèle du symposium, l'IMHA organise de fréquents workshops sur des thèmes précis. Ces workshops sont en partie subventionnés par des organisations internationales non gouvernementales telles que l'ITF (*International Transport Federation*), à condition de produire un dossier de conclusions. A Brest, nous avons organisé plusieurs workshops. En 2004, ce fut une réunion sur la mise en place d'une base de données internationale en médecine maritime. En 2007, le thème était *Metabolic diseases in seafarers*.

L'expérience montre qu'il est extrêmement difficile de monter des coopérations efficaces au niveau international. Luisa Canals a été à l'origine, il y a quelques années, de la création d'un groupe de travail au sein de l'IMHA dédié spécifiquement à la recherche (*IMHA Research*). Un workshop y a été consacré en 2016 à Paris, dans lequel, finalement, on a rediscuté de la mise en place d'une base de données internationale en médecine maritime, thème, comme je l'ai déjà souligné, du workshop de 2004 ! Le groupe IMHA Research se consacre activement à l'élaboration du projet européen MAHRE-NET, que j'ai déjà évoqué.

En 2016, le Dr Jean-Christophe Fimbault a représenté la SFMM à deux workshops communs IMHA/ISAF (International Sailing Association) dont le sujet était l'organisation médicale des courses au large. Ces workshops étaient organisés en Chine et à Barcelone. Jean-Christophe Fimbault était le seul représentant français au colloque de Chine. Il a pu nouer des relations au plus haut niveau et a proposé d'organiser une nouvelle réunion IMHA/ISAF/SFMM à Lorient, qui a eu lieu en mai 2017 et a été, de l'avis de tous, un grand succès. Le but de la SFMM n'est évidemment pas de remplacer les médecins de la fédération française de voile ou de prendre la place du Dr Chauve, mais de promouvoir de réelles études scientifiques sur les problèmes de santé de la course au large et de proposer des recommandations dûment étayées. Elle a récemment diffusé des recommandations concernant les dotations en médicaments pour les courses en solitaire (« Medical kit for single-handed offshore yacht races », JC Fimbault, JM Le Gac, B Barberon, V Lafay, JP Auffray, *International Maririme Health* 2019 ; 70 (4) : 220-225).

L'IMHA a tenté également, en 2009, de mettre un place un label de qualité pour les centres médicaux prenant en charge les marins, en créant une instance sous le nom de *IMHA Quality*. L'idée n'était pas, en soi, mauvaise, mais s'est vite fracassée sur la réalité des situations nationales en matière de souveraineté, de moyens alloués et de cadres réglementaires nationaux très différents entre les pays. Cela pouvait être intéressant dans les pays dans lesquels la délivrance des aptitudes médicales à l'embarquement, valables au niveau international selon la Convention du travail maritime 2006, est sous-traitée par des services médicaux privés. Mais lorsqu'il s'agit de services relevant directement de l'Etat, comme le SSGM en France ou l'Institut Social de la Marine espagnol, il n'était pas question, pour ces services d'être estampillés par un pareil label. *Imha Quality* fut donc un échec constaté en 2016.

Les années 2020-2021 ont été dramatiques pour l'association internationale, à cause de l'épidémie de Covid-19 qui a empêché la tenue du 16ème Symposium international et, de ce fait, a contribué au relâchement des liens qui avaient été créés entre les membres. Néanmoins, David Lucas a su se faire élire en 2022 au conseil d'administration de l'IMHA et devient donc le premier Français à occuper un tel poste. Ce sera à lui et au conseil d'administration renouvelé de relancer les travaux de l'association, en particulier lors du congrès d'Athènes (ISMH16) en octobre 2023.

Les Sociétés nationales de médecine maritime

Société Néerlandaise de médecine maritime (1961)

Société Norvégienne de médecine maritime (1969)

Société Espagnole de médecine maritime (1989)

Société Allemande de médecine maritime (1990)

Société Danoise de médecine maritime (2000)

Société Française de médecine maritime (2001)

Société Vietnamienne de médecine maritime (2004)

Société Polonaise de médecine maritime

Société Marocaine de médecine maritime (2012)

Société Vénézuélienne, latinoaméricaine et caribe de médecine maritime et portuaire (2012)

Société Portugaise de médecine maritime (2013)

L'aventure Vietnamienne

Né en 1948, je suis contemporain de la guerre d'Indochine puis de la guerre du Vietnam. Je n'ai pas eu de famille qui se soit installée ou qui ait vécu en Indochine, seulement un oncle, sous-officier dans l'Armée de l'Air affecté à Bien Hoa en 1948, pendant deux ans. Je n'avais donc pas de relation particulière avec l'histoire de ce pays, sauf ce qui était rapporté par l'actualité. J'ai été marqué par la lecture du livre de Pierre Schoendoerffer *Le Crabe Tambour*, puis par le film du même nom. Je me suis intéressé à la période de colonisation française en Indochine, en particulier à son impact médical. Je connaissais les histoires de Calmette et de Yersin, seuls français ayant laissé une trace tangible au Vietnam (nom de rue, statue). Au fond de moi, je me sentais attaché à ce pays, par notre histoire commune, sans n'y être jamais allé. A 18 ans - était-ce prémonitoire ? - j'ai lu un livre qui m'a profondément touché sur la vie d'un jeune médecin de la marine américaine, qui était intervenu de manière remarquable à Haiphong, lors de l'évacuation des Vietnamiens du Nord vers Saigon en 1954, le docteur Tom Dooley. Je reproduis ici un petit article que j'avais écrit le concernant :

« Haiphong, le 8 août 1954. L'USS *Montague* entre dans le port tonkinois pour participer à l'opération *Passage to Freedom* d'évacuation de réfugiés nord vietnamiens pour les transporter au sud Vietnam. La défaite de Dien Bien Phu, le 8 mai 1954, oblige la France à se désengager de l'Indochine et la partition du pays en deux zones, l'une au nord du 17e parallèle, sous régime communiste, et l'autre, au sud sous régime pro-américain,

produit un mouvement de populations que la marine des Etats Unis est seule à pouvoir gérer par voie maritime. A bord du *Montague*, est embarqué comme médecin major Thomas Antoine Dooley, jeune médecin de marine de 27 ans, promis à un brillant avenir. Tom Dooley parle un peu le français. Il est venu à Paris pendant l'été 1948 pour suivre un cours de français à la Sorbonne avant d'entreprendre ses études de médecine aux Etats Unis. Dès son arrivée à Haiphong, Tom se propose comme interprète. Médecin avant tout, il doit s'occuper des 2200 réfugiés montés à bord pendant les différents voyages Haiphong - Saigon et se fait repérer par son dévouement, son charisme certain et son engagement au service des réfugiés. Des réfugiés avec leurs hardes, leurs poux, leurs dysenteries, leur typhus, leur malaria...
Début septembre 1954, le Dr Dooley, dont la notoriété s'est affirmée au cours du mois précédent, débarque du *Montague* pour organiser la surveillance médicale des réfugiés à terre, toujours à Haiphong. Il reçoit aussi des rescapés de Dien Bien Phu : « La plupart sont des légionnaires, de ces types comme on en voit dans les films, casse-cou, trompe-la-mort pleins de bruits et de fureu*r* ». Chez les Vietnamiens, ce qui le préoccupe le plus, c'est le trachome. Tom reste à Haiphong jusqu'au 9 mai 1955, date à laquelle il est évacué vers Saigon. Il y est décoré par le président du Sud Vietnam, Ngo Dinh Diem : « Votre savoir et vos soins ont sauvé de nombreuses vies et ont apporté le réconfort à tous ». Tom quitte ensuite le Vietnam pour le Japon où il travaille sur un livre, *Délivrez-nous du mal*, qui relate l'évacuation du Nord Vietnam.

Tom Dooley quitte le Japon le 10 novembre 1955 et rentre aux Etats Unis. Il y publie son livre, élogieusement préfacé par l'Amiral Burke, chef des opérations navales américaines. « Les traditions de la marine ont été forgées par des hommes de la trempe du Dr Dooley, de ceux qui servent leur pays dans toutes les circonstances, si périlleuses, si difficiles qu'elles soient ». Ce livre lui apporte une immense popularité aux Etats Unis.

Attiré par la médecine de brousse, Tom Dooley quitte la Marine en 1956 pour fonder l'association MEDICO (Medical International Cooperation Organisation), précurseur des associations médicales humanitaires comme Médecins sans Frontières ou Médecins du Monde. Il monte une opération au Laos. Il y construit un hôpital et se donne à fond dans son œuvre, devient en quelque sorte un Dr Schweitzer américain. Il rencontre d'ailleurs le vénérable médecin à Lambaréné au cours d'un retour aux USA. « Depuis les premières années de mes études de médecine, la voix du Dr Schweitzer fut une des grandes sources d'inspiration de ma vie ». Schweitzer accepte d'être le président d'honneur de MEDICO en 1958. Il faut noter qu'ils sont aussi tous les deux des pianistes émérites.

Au Laos, doué d'une énergie intense, il travaille jour et nuit dans son dispensaire de Muong-Sin, au seul profit des populations locales. Il y écrit un nouveau livre, *L'aube du lendemain*. Dès sa parution, *L'aube du lendemain* figure parmi les best-sellers et Life, Reader's Digest, New York Times y vont de leur plume pour soutenir financièrement MEDICO.

En 1958, à 31 ans, Tom Dooley se découvre un mélanome malin qui l'emportera le 18 janvier 1961. En 1959, il doit être opéré et accepte d'être le sujet d'un film qui fera grand bruit, *Biographie d'un cancer*. Il y parle ouvertement de sa maladie. A la question « Que pensez-vous de l'avenir ?», il répond : « J'ai le projet de retourner au Laos. Je voudrais mettre en route une nouvelle clinique. J'ai tant de choses à faire encore que je ne dois absolument pas compter avec le temps. On pourrait me dire avec raison : Dooley, vous n'avez plus qu'un an à vivre, il s'agit de vous presser. On pourrait tout aussi bien me dire : il vous reste cinq ans à vivre. Moi, je ne sais pas. On m'a appris, il y a longtemps, ceci : vivez comme si vous deviez mourir demain ». Quelques mois plus tard, il repart effectivement au Laos. A côté de son activité médicale, il écrit un troisième livre, *La nuit où la montagne brûla*. Il revient à New York en octobre 1960, définitivement…Pendant son séjour à Haiphong, Tom Dooley entretient une relation épistolaire régulière avec sa mère, dans laquelle il relate tous les détails de sa vie. Bien qu'intéressantes, ces lettres, lues aujourd'hui avec le recul du temps (la guerre du Vietnam n'est encore qu'à ses balbutiements à ce moment-là), laissent néanmoins une impression étrange : c'est l'américain qui vient sauver le monde, dans un pays dénué de tout, niveau zéro de la prise en charge médicale. C'est un peu vite gommer le travail des médecins français pendant la période de colonisation. Effacées les écoles de médecine de Hanoï et de Saigon, effacés les Instituts Pasteur de Hanoï, Saigon, Dalat et NhaTrang. Inconnus Calmette et Yersin ! Amérique bien-pensante, unique sauveuse du monde…

Le Dr Tom Dooley a, de toute évidence, été un homme exceptionnel. Il a disparu très jeune et nul ne sait ce qu'il aurait fait s'il avait vécu plus longtemps. Il avait, c'est certain, une vocation de médecin à toute épreuve et il l'a vraiment mise en œuvre : « Je suis médecin, c'est la racine même de mon être. Tout, gens et choses, passe après cela. Tous mes devoirs sont enracinés dans cette certitude ; ils en deviennent très clairs et très simples. Le reste est second… »

Il semble néanmoins que Tom Dooley ait fait l'objet de quelques controverses : critiques sur la sincérité de ses actions, critiques sur la présomption d'une appartenance à la CIA en tant qu'indicateur, polémique sur une homosexualité suspectée…

Cependant, que reste-t-il de son œuvre ? Aucune stèle en son honneur, aucune rue, aucun hôpital à son nom à Haiphong ou au Laos (la guerre du Vietnam est passée par là). MEDICO n'existe plus depuis longtemps, remplacée par l'action des *French doctors*. Qui connaît aujourd'hui Tom Dooley ? Les gens de ma génération se souviennent peut-être de la chanson *Fais ta prière, Tom Dooley* chantée par les Compagnons de la chanson, sans savoir qui était cet homme ? La chanson ne raconte même pas l'histoire du célèbre docteur, mais celle d'un homonyme condamné à mort pour un meurtre à la fin du XIXe siècle ! Il reste encore une Fondation Tom Dooley qui perpétue sa mémoire, mais c'est à peu près tout. Comme son mentor Albert Schweitzer, ils n'auront fait, somme toute, que leur métier de médecin, dans des conditions d'exercice certes exotiques, mais comme des milliers d'autres médecins restés totalement inconnus. Bref, leur talent majeur a été surtout de comprendre que le *faire* n'est rien s'il n'est pas soutenu par le *faire savoir*. Si le Dr Tom Dooley n'a pas, pour autant, accédé à la postérité, il me paraît néanmoins injuste qu'il sombre dans l'oubli. »

Il est peu fréquent qu'un de nos grands anciens soit sorti de l'oubli par un Prix littéraire. C'est le cas du Prix Femina 2012 avec le roman de Patrick Deville *Peste & Choléra*, qui retrace la vie d'Alexandre Yersin (1863–1943). Yersin était médecin, disciple de la première heure de Pasteur. Le besoin d'aventure le poussant, il partit comme médecin embarqué en Indochine à bord de paquebots des Messageries maritimes pendant plusieurs années. A Saigon, il rencontra et se lia d'amitié avec Albert Calmette, un autre Pasteurien, médecin de marine. Il est surtout connu comme le découvreur du bacille de la peste (*Yersinia pestis*) et le metteur au point du premier vaccin contre cette terrible maladie. Tout en restant en Indochine, il rejoignit le corps de santé colonial. Il fut le fondateur de la première école de médecine de Hanoï en 1902, et des Instituts Pasteur de Nha Trang et de Dalat. Il mourut à 80 ans, en 1943, à Nha Trang où il est enterré. C'est probablement le seul français encore connu et toujours vénéré au Vietnam. Cette biographie romancée a le mérite de rappeler que la colonisation n'a pas eu, comme certains voudraient nous le faire croire, que des effets néfastes, en particulier dans le domaine de la santé, trop souvent ignoré. Qui connaît encore Charles Grall qui avait donné son nom à l'hôpital de Saigon ou Jean-Marie de Lanessan qui avait donné son nom à l'hôpital d'Hanoï. Qui se souvient de Paul-Louis Simond, autre pastorien, découvreur de la relation entre la puce du rat et la peste ? Tous ces médecins de marine, devenus médecins coloniaux, ont été à l'origine de cette nouvelle discipline, la médecine tropicale et ont fait partie, pour la plupart d'entre eux, de la *Far Eastern Association for Tropical Medicine* (FEATM), créée en 1908 à Manille, emblème d'une prospection médicale indépendante à partir des colonies asiatiques. L'association a organisé de nombreux congrès : Hong Kong en 1910, Saigon en 1913, batavia en 1921, Singapour en 1923, Tokyo en 1925, Calcutta en 1927, Bangkok en 1930, Hanoï en 1938. Si les médecins coloniaux imposèrent, difficilement, la pratique médicale occidentale, certains d'entre eux s'intéressèrent aussi à la médecine indochinoise traditionnelle. C'est, en particulier, le cas d'Albert Sallet, qui travailla sur la pharmacopée de cette région, et de Jules Regnault, ce dernier prônant la reconnaissance de la valeur intrinsèque de la médecine traditionnelle vietnamienne. Mais, progressivement, et grâce à l'ouverture de l'École de médecine de Hanoï aux Vietnamiens, dont le premier directeur sera Yersin, des médecine autochtones seront formés et certains d'entre eux deviendront des chercheurs de haut niveau, membres de la FEATM, comme Trung Dinh Tri, Trinh Huu Loi ou Hoang Pho. Tout en ne négligeant nullement leur médecine traditionnelle, les Vietnamiens ont bien intégré dans leur pratique quotidienne les fondamentaux de la médecine occidentale, ne négligeant en rien, dans ce domaine comme dans d'autres, l'héritage que nous leur avons légué. « Souvent acerbes à l'encontre d'un système de santé imposé, ils font néanmoins la preuve qu'ils ont intégré les conceptions occidentales de l'art médical ; qu'ils sont désormais capables de poursuivre seuls dans la voie de recherches constructives. Formation à l'occidentale et militantisme politique plus ou moins affirmé pour certains n'entraient pas alors en contradiction à leurs yeux »[10]

Les relations entre médecins Français et Vietnamiens sont d'ailleurs restées permanentes, solides et sincères. C'est dans ce contexte que notre histoire avec eux s'inscrit.

En décembre 2003, lors d'un séminaire de pneumologie qui se passait à Saigon, Jean Dominique Dewitte apprit qu'il existait à Haiphong un Institut de médecine maritime, nouvellement créé en 2001. L'occasion était trop belle pour faire un crochet par Haiphong afin de rencontrer le professeur Nguyen Truong Son, directeur du VINIMAM (Vietnam National Institut of Maritime Medicine) et son adjoint le professeur Pham Van Thuc. Il les invita à venir à Brest participer au workshop de l'IMHA que nous organisions en juillet 2004. C'est donc avec un très grand plaisir que je suis venu les accueillir tous les deux à la descente du train. Début d'une grande aventure collective. Venant tout juste de prendre la présidence de la SFMM, le Pr Son m'a invité à participer au premier congrès national Vietnamien de médecine maritime à Haiphong en août 2004. J'ai bien évidemment accepté cette invitation qui m'a fait découvrir ce merveilleux pays pour la première fois. Dans mon rapport sur cette mission de 2004, je note : « Il y a juste 50 ans, la présence française en Indochine se terminait avec la bataille de Dien Bien Phu. On ne

---

[10] [10] Cité dans « Médecine et colonisation. L'aventure indochinoise, 1860-1939 » de Laurence Monnais-Rousselot, CNRS éditions, 2002, page 426

peut s'empêcher de se demander s'il reste quelque chose de cette présence ou si le régime de Ho Chi Minh, omniprésent encore aujourd'hui, a tout balayé. L'époque coloniale française fait certainement partie de l'Histoire ancienne pour les jeunes Vietnamiens, la langue française n'ayant pas globalement survécu au départ des Français. Mais j'ai pu constater qu'un certain nombre de jeunes médecins et étudiants en médecine de Haiphong ont choisi d'apprendre le français au lieu de l'anglais et qu'ils s'expriment très bien dans notre langue. Ceci est de bon augure pour l'avenir de notre coopération. Les noms de Pasteur, Calmette et Yersin leur sont aussi familiers. C'est l'occasion ici de rappeler que Calmette, médecin de marine, a été à l'origine de la création du premier Institut Pasteur à Saigon (il en existe toujours quatre en activité aujourd'hui) et que Yersin, ancien médecin de marine et découvreur du bacille de la peste, a ouvert la première école de médecine à Hanoï pour les autochtones au début du XXe siècle. Il est d'ailleurs enterré au Vietnam. Devoir de mémoire... Nos amis vietnamiens ont réussi à monter un beau symposium qui a été parfaitement réussi. Bien qu'elles aient été pour la plupart présentées en vietnamien, langue qui m'est bien entendu totalement inconnue (j'avais tout de même un traducteur à côté de moi), les communications m'ont paru d'un bon niveau. Beaucoup de ces communications ont été faites par les jeunes médecins de l'Institut de Médecine Maritime, ce qui témoigne d'un dynamisme que l'on peut certainement admirer. L'Institut de Médecine Maritime consulte en visite d'aptitude les marins appartenant aux compagnies maritimes d'Etat mais pas encore les pêcheurs. S'il n'est pas très bien installé actuellement et plutôt pauvre en matériel médical, le projet d'un nouvel Institut nous a été présenté. Mais une de leurs préoccupations majeures pour l'heure est de se doter d'un caisson hyperbare multiplaces (ils n'ont que des caissons monoplaces chinois à oxygène pur : de vraies bombes) et des pourparlers sont en cours pour récupérer l'ancien caisson de l'hôpital Salvador de Marseille, si le prix du reconditionnement n'est pas trop élevé. Un jeune médecin de l'Institut va aussi venir passer un an chez nous à Brest pour apprendre à manipuler ce type de caisson. Une coopération s'engage donc ».

L'histoire du caisson de Marseille ne s'est pas réalisée, mais la coopération entre nous a parfaitement fonctionné. Dès l'année suivante, en 2005, le jeune Nguyen Van Mui est venu au CHU de Brest en formation à la médecine hyperbare pendant un an. Il a été suivi, en 2006 par Nguyen Van Thanh, puis en 2007 par Hai Van, une jeune femme. Les deux premiers élèves ont quitté le VINIMAM depuis et Hai Van est devenue anesthésiste-réanimatrice. Nguyen Van Mui est parti travailler au sein de l'hôpital Français de Hanoï, mais n'a pas complètement lâché la médecine de la plongée, puisqu'il a participé avec Jean-Eric Blatteau (professeur de médecine hyperbare à l'hôpital Sainte Anne de Toulon) et Philippe Cavenel à la mise au point d'un protocole de recompression en eau libre pour les pêcheurs Vietnamiens éloignés d'un caisson de recompression : « *Prevention and treatment of decompression sickness using training and in-water recompression among fisherman divers in Vietnam* », Blatteau J-E et al. *Inj Prev* 2015 ; 0 :1–8).

Nous avons eu le plaisir de voir sortir de terre le tout nouvel Institut inauguré en 2010 : un hôpital flambant neuf de six étages à la forme d'un énorme navire de pierre.

L'Institut s'est alors doté d'un gros caisson multiplace de conception chinoise en 2010, puis, tout récemment, d'un deuxième caisson de conception australienne.

Toujours en 2005, une convention a été signée entre le président de l'Université de Bretagne Occidentale et le VINIMAM, concernant la formation en médecine maritime, convention renouvelée en 2013, puis resignée en 2023. Cette formation a régulièrement duré jusqu'en 2018, puis a été malheureusement stoppée par l'épidémie de Covid de 2020. Le Pr Son a fait traduire plusieurs de mes cours en Vietnamien, ce qui m'a conforté dans l'intérêt que le VINIMAM a de notre vision de la médecine maritime.

Parallèlement à la convention UBO/VINIMAM, j'ai signé, en 2007, une convention entre la SFMM et la Société Vietnamienne de médecine maritime (VINAMAHA). Cette convention de prise en charge réciproque a été renouvelée en 2015 à Haiphong, puis, à Brest, en juin 2023.

Comme signe de leur gratitude, le Pr Dewitte et moi-même avons reçu la médaille « Pour la santé du peuple » et avons été nommés professeurs honoraires de l'Université de médecine et de pharmacie de Haiphong. Le Pr Thuc, jadis directeur-adjoint du VINIMAM a été nommé en 2007 recteur de cette université. Il est venu à Brest en 2016 pour recevoir le titre de Docteur *Honoris Causa* de l'UBO, puis à Paris pour être admis comme membre correspondant étranger à l'Académie de médecine, titre honorifique par excellence !

Les relations entre nos deux Pays vont se poursuivre puisque Jean-Pierre Auffray et Xavier Fouilland doivent redémarrer un cycle de cours au VINIMAM en mars 2024.

Alain Gastrin, ancien plongeur démineur de la Marine nationale œuvre depuis plusieurs années maintenant pour aider les Vietnamiens à ouvrir, au sein du VINIMAM, une école de plongée professionnelle civile. Il a, semble-t-il, réussi à convaincre les autorités de l'intérêt, pour le Vietnam, de former des plongeurs civils, soit au sein des pompiers et des organismes civils de secours, soit afin de développer des écoles de plongée de loisirs. Alain Gastrin avait également souligné avec pertinence le grave risque d'intoxication encouru par les pêcheurs-plongeurs de la baie d'Halong effectuant des plongées en narguilé, dont l'air est prélevé à proximité d'échappements de groupes électrogènes ou de moteurs de bateaux.

Les autres formations internationales

Nous avons développé, depuis 2005, une collaboration avec le département des pêches du Ministère des transports, de l'agriculture et de la pêche du Maroc, sous l'impulsion de Mr Ahmed El Kouhen, que j'ai déjà cité, et qui est devenu, de 2019 à 2022, le directeur de la formation et du sauvetage des Gens de mer. A ce titre, il coiffait la direction administrative du service de santé des gens de mer du Maroc et a su lui donner une impulsion nouvelle. Tous les ans, j'animais donc une journée d'informations, et de formation en médecine maritime qui se passa toujours très bien. Les médecins des gens de mer sont une vingtaine actuellement, bien peu par rapport au nombre considérable de marins pêcheurs vivant dans le pays. Mais ces médecins sont particulièrement motivés et je les connais tous très bien. Parti en retraite, Ahmed El Kouhen a été remplacé par Messieurs Driss Tazi (Directeur de la formation et du sauvetage en mer) et Abdellah El Asri (directeur des gens de mer). La SFMM devrait signer une convention avec le Ministère des pêches du Maroc en septembre 2024, concernant la formation des médecins à leur demande.

En 2008, nous avons eu une discussion avec le Professeur Abdeljalil El Kholti, professeur de médecine du travail à l'Université de Casablanca, afin de monter un diplôme d'université commun en médecine maritime entre l'UBO et l'université de Casablanca, mais ce projet n'a, finalement, jamais vu le jour. En revanche, un groupe de médecins des gens de mer a fondé la Société Marocaine de Médecine maritime, en 2012. Le premier président fut le Dr Mostafa Amsaf, médecin des Gens de mer de Tanger à l'époque et qui avait été un brillant élève de la deuxième promotion de notre DUMM de Brest en 1999. Par la suite, la Société Marocaine de Médecine maritime a été prise en main par l'équipe du Professeur Chakib Laraqui. Son élève, Tarik Ghailan, médecin-inspecteur du travail à Tanger, a pris la suite d'Amsaf. L'équipe de Laraqui a, ces dernières années, publié aussi plusieurs travaux concernant les marins pêcheurs Marocains, notamment dans la revue *International Maritime Health*.

Nous avons procédé à un cours de médecine maritime en ligne au profit de la faculté de médecine du Bénin en 2022 et en 2024, qui s'est très bien passé et qui a concerné plusieurs médecins de pays africains francophones. Nous avons aussi eu des contacts avec le Gabon pour organiser ce même type d'enseignement, mais la situation politique actuelle de ces pays ne favorise pas les échanges.

IV- Bilan et perspectives

« Ce qui me passionne dans la vie, c'est de pouvoir collaborer à une œuvre, à une Réalité plus durable que moi : c'est dans cet esprit et cette vue que je cherche à me perfectionner et à dominer un peu plus les choses. »

Pierre Teilhard de Chardin
Hymne de l'Univers

Après vingt-cinq ans d'une formidable aventure, il faut se poser la question : à quoi a donc servi ce déploiement d'énergie ? Je ne reviendrai pas sur la richesse des relations humaines que nous avons pu développer, sur les amitiés solides qui sont nées et ont mûri à travers ces relations aux quatre coins du monde. Je me pose la question : avons-nous vraiment fait progresser les connaissances et cela a-t-il servi à améliorer la santé des marins ? Il est clair que nos travaux n'ont pas abouti à des découvertes fondamentales. Certains ont néanmoins contribué à apporter une pierre à l'édifice des connaissances générales. D'autres ont révélé des problèmes non encore abordés en France, comme le risque toxicologique à l'ouverture des conteneurs maritimes. D'autres encore ont tenté de comprendre, avec des données modernes, les causes de situations à risques (toxicomanies, prise de risques). Nos recherches ont permis de débattre sur des sujets de fond comme la notion d'aptitude et comment l'appréhender, ou encore de discuter sur des retours d'expérience concernant les situations d'urgences en mer. Ce dont je suis le plus fier, c'est d'avoir contribué à former, avec mes amis Jean-Dominique Dewitte, Brice Loddé, David Lucas et Richard Pougnet, une véritable équipe de recherches pérenne en médecine maritime, en dehors de toute structure officielle, de tout Laboratoire estampillé. Chacun de nous aurait pu, en effet, poursuivre une carrière tout-à-fait normale, sans s'investir aucunement sur le terrain de la santé des gens de mer ! Pendant les quinze dernières années, nous avons constitué la seule équipe de recherches en médecine maritime au monde à avoir publié autant sous le nom des mêmes auteurs. Entre 2004 et 2023, ce sera, en effet, plus de quatre-vingts articles publiés dans des revues internationales et nationales à comité de lecture et plus de soixante-dix communications dans des congrès. Plus de vingt articles publiés ont été cités au moins une fois par d'autres auteurs. Dans notre petit domaine, nous sommes une des rares équipes à avoir un tel bilan en médecine maritime. Il existe néanmoins des individualités qui publient beaucoup. Je citerai en particulier Marcus Oldenburg, de l'Université de Hambourg, mais je trouve que ses travaux ne labourent que des sentiers battus, alors que les nôtres essaient de donner un éclairage nouveau. « *Publish or perish* » !

Je voudrais ajouter un mot sur celui que je considère comme mon plus proche élève, je dirai même mon *fils spirituel*, le docteur David Lucas. David est venu à Brest poursuivre son internat de médecine du travail parce qu'il voulait exercer la médecine maritime. Il s'est donc inscrit rapidement au DUMM en 2001. Je le connaissais peu, à l'époque, mais notre aventure commune a réellement commencé en 2005, lorsque nous avons participé, Jean Dominique Dewitte, Brice Loddé, David et moi, au symposium international de médecine maritime (ISMH8) en Croatie. Ensuite, à la fin de son internat, il m'a fait l'honneur d'être l'un des juges de sa thèse de médecine. Il serait bien resté dans le service universitaire à ce moment-là, car il en avait l'étoffe, mais aucun poste n'était vacant. Je l'ai donc fait embaucher dans le service interprofessionnel de santé au travail de Brest (Santé au travail en Iroise), dans lequel j'étais médecin coordinateur, en lui promettant de lui confier des entreprises en rapport avec le milieu maritime. C'est ainsi qu'il a eu en responsabilité l'ensemble de la réparation navale du port civil de Brest. Entre 2005 et 2017, nous avons formé, comme je l'ai déjà souligné, une belle équipe de recherches en médecine maritime avec les universitaires Jean Dominique Dewitte, Brice Loddé et Richard Pougnet. Lors de mon départ en retraite début 2017, c'est naturellement David qui est devenu le médecin coordinateur du service et qui a repris la surveillance du personnel d'Ifremer, délaissant la réparation navale. Il soutint alors un doctorat de sciences PhD et entra dans un laboratoire de recherches de l'UBO. Ayant toujours en tête une carrière universitaire, David démissionna du service interprofessionnel, réussit le concours de praticien hospitalier et rejoignit l'équipe du Pr Dewitte. Mais, en fait, il s'aperçut rapidement de l'impossibilité pour lui de poursuivre une carrière hospitalo-universitaire et d'accéder, un jour, à un poste de maître de conférences. Il saisit alors l'opportunité de prendre le poste de médecin des gens de mer de Brest, celui-ci devenant vacant au 1er juin 2023. Opportunité exceptionnelle pour exercer une vraie médecine du travail maritime. Devenant déjà directeur médical de la région Bretagne-Vendée en octobre 2023, il en est promu chef du Service de santé des Gens de mer en juillet 2024, en remplacement du Dr Thierry Sauvage. Il est le seul, à mon avis, à avoir les capacités de faire évoluer ce Service vers un professionnalisme plus affirmé et à y développer des thèmes de recherche nationaux et internationaux. Notons aussi que David s'est fait élire au conseil d'administration de l'IMHA et je pense que, là aussi, il pourra contribuer à relancer cette association internationale.

La mise à jour des connaissances dans le domaine médical maritime a permis de ne pas avoir un discours sclérosé dans notre enseignement. Nous avons pu créer une solide bibliographie internationale qui n'existait pas, en l'état, en France. Bien entendu, l'impact tangible de notre travail sur la santé des marins n'est pas immédiat et rencontre des résistances multiples, mais il fait son chemin. Nous commençons à être connus au sein d'instances nationales comme l'INRS. Nous avons pu faire passer des messages par des interviews et articles dans des journaux et revues spécialisées comme *Le Marin* ou la *Revue Maritime*. Nous avons encore du mal à être entendus par les responsables des compagnies maritimes, qui persistent à s'en tenir, en matière de santé, au moins-disant, c'est-à-dire à la stricte réglementation, mais, sur ce sujet, les lignes commencent à bouger. Je vois aussi avec bonheur l'émergence de nouvelles initiatives telles que la mise en place d'un centre ressource d'aide psychologique en mer, situé au sein du centre hospitalier de Saint Nazaire (le CRAPEM), par notre amie psychologue clinicienne, Camille Jégo qui, par ailleurs, travaille à une thèse sur le syndrome de stress post-traumatique chez les marins. Je suis également très satisfait de constater qu'en ce début de 2024, la Société Française de médecine maritime rassemble des représentants de toutes les composantes et des institutions engagées dans la médecine maritime : le SSGM, les universités de Brest et Marseille, les médecins d'armements importants (CMA-CGM, Ponant...), le Service de santé des Armées (dans sa composante navale, en particulier avec les médecins en chef Julien Pontis et Xavier Fouilland. Thierry Sauvage, juste avant de quitter la tête du SSGM fin juin 2024, m'a envoyé le mail suivant : « *Comme tu l'as certainement appris, je quitte le SSGM à la fin du mois. J'ai été très heureux de te rencontrer comme grand ancien et de pouvoir collaborer sur divers sujets dont l'organisation de plusieurs colloques. Je te remercie pour ton action au profit de la médecine maritime, mais surtout pour ta connaissance encyclopédique du sujet et ta volonté de faire partager cette connaissance qui autrement, je le crains, serait déjà perdue. Je suis en période de rangement. J'en profite pour t'adresser des documents historiques sortis des archives du service médical. Je pense qu'il n'y a que toi qui puisse les faire prospérer. Bien à toi* ».

Je crois que la médecine maritime a un avenir serein. L'afflux des populations mondiales vers le littoral, l'augmentation du transport maritime, l'explosion des croisières, l'attrait des sports de mer et de la plongée, tout ce qui met l'Homme en contact avec la mer intéresse la médecine maritime. La mer restera un milieu hostile et qui peut devenir dangereux. Le drame du *Costa Concordia* nous l'a encore rappelé il y a quelques années. Il faudra continuer à adapter les progrès de la médecine à ce milieu particulier. Il faudra s'enquérir de nouveaux risques (virus et bactéries émergents, nuisances physiques nouvelles, conditions de vie dégradées par rapport à la terre). Il faudra toujours se rappeler que l'être humain ne change pas dans sa fragilité psychologique et se souvenir que les constats d'hier peuvent toujours être d'actualité demain (stress, dépression, ennui).

La Société Française de médecine maritime a eu vingt ans en 2021. Ma mission personnelle est maintenant terminée. Mon cher successeur, le professeur Jean-Pierre Auffray, sait donner un souffle nouveau à la Société et poursuit avec enthousiasme l'œuvre commencée avec mon ami Jean-Dominique Dewitte. La relève est assurée. Je suis satisfait du travail accompli et fier d'avoir pu, durant ma vie, rester fidèle à la devise de mon école… et de mes vingt ans !

« *Mari transve mare, hominibus semper prodesse* * »

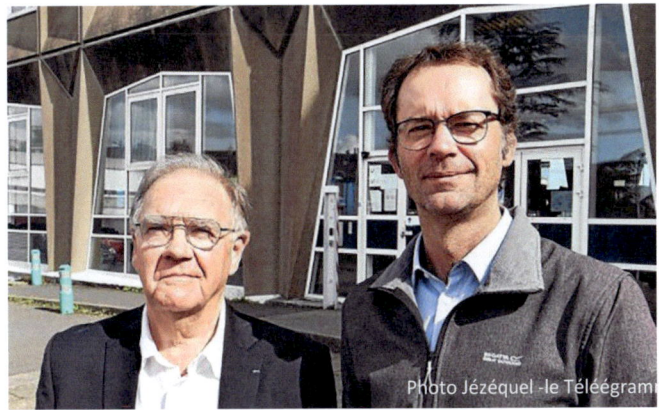

Dominique Jégaden et David Lucas en 2022

* « Sur mer et outre-mer, toujours au service, des Hommes »

Discours d'introduction
12ᵉ Symposium International de médecine maritime de Brest

(ISMH 12, 5 juin 2013)

Dr Dominique Jégaden

Bienvenue au 12ᵉ Symposium International de Santé Maritime à Brest. Même si nous sommes, à l'ouverture de ce Symposium, moins nombreux qu'à celle de beaucoup de rassemblements internationaux, nous représentons tout de même une quarantaine de pays. Notre Symposium est donc une manifestation importante, dans une discipline de santé qui ne s'adresse pas, en règle générale, au grand public, puisqu'elle est dirigée vers un milieu spécifique, le milieu maritime, international par définition. Cette discipline, la médecine maritime, est très ancienne certes, mais aussi, paradoxalement, très jeune.

• Très ancienne, car durant de nombreux siècles, elle a été l'apanage presque exclusif des marines militaires, sous le nom de médecine navale, marines qui avaient bien compris son utilité. Un célèbre amiral Britannique ne déclarait-il pas, en 1804, que « dans les opérations militaires, la chose la plus importante, c'est la santé » (« *The great thing in all military services is health* ») ?

• Très jeune, dans son organisation internationale, grâce à la création de l'IMHA en 1997, afin de promouvoir une recherche scientifique de grande qualité, permettant de sensibiliser les autorités internationales et nationales compétentes aux situations sanitaires particulières subies par les gens de mer, et, bien entendu, permettant d'améliorer les conditions de vie, de travail et de santé des marins. Nous avons donc le plaisir de fêter cette année le 16ème anniversaire de l'IMHA. Je remercie les membres de l'IMHA qui ont fait le voyage de Brest, et, en premier, notre Président, le Dr Suresh Idnani. J'invite d'ailleurs tous les collègues qui ne font pas partie de l'IMHA d'y adhérer, car plus nombreux nous serons, plus nous serons reconnus. Des Sociétés de médecine maritime ont vu le jour dans les vingt dernières années dans de nombreux pays et la dernière en date, à ma connaissance, est celle du Maroc, représentée par son président, le Dr Amsaf, ici présent. Nous constatons aussi avec plaisir que, d'année en année, de nouveaux pays adhèrent à notre communauté et je crois que c'est la première fois que des représentants de l'Afrique comme le Maroc, le Bénin, le Gabon, le Nigeria participent activement à ce Symposium. Qu'ils soient remerciés pour leur contribution. Dans cet esprit de rassemblement, nous avons intégré dans l'ISMH12 une journée de congrès international hispano-francophone, pour que les collègues non anglophones puissent aussi s'exprimer en français et en espagnol. Je salue la délégation espagnole, présente ici et en particulier le président de la SEMM, le Pr Pedro Nogueroles et, bien entendu, notre amie le Dr Luisa Canals. Je suis aussi impressionné par la forte délégation des pays d'Asie : Chine, Japon, Vietnam et Philippines.

La médecine maritime s'intéresse non pas à un organe, comme la cardiologie ou la dermatologie, mais à la confrontation entre l'être humain et ce milieu si particulier et si hostile que constituent la mer et le navire, microcosme créé par l'homme dans lequel le marin vit et travaille, éloigné et isolé de son monde naturel. Tout peut alors lui arriver : maladie ou accident, bénin ou grave, ou mortel. Atteinte physique ou psychique. Il n'est pas si simple, en effet, de vivre des jours, des mois, dans cet espace limité, confiné, du navire, avec d'autres qu'on n'a pas choisi, dans une relation hiérarchique forte, et souvent d'une autre culture que la sienne. Retranché dans sa cabine pendant ses heures de repos, le marin est alors en tête à tête avec lui-même, sa solitude et ses propres angoisses. C'est pourquoi être marin est plus qu'un simple métier et tout le monde n'a pas les capacités physiques et mentales pour choisir ce chemin.

La médecine maritime est donc, par essence, pluridisciplinaire et beaucoup de spécialités y ont leur place, de la médecine d'aptitude à la médecine d'urgences, en passant par la médecine du travail, la cardiologie, la dermatologie, la pathologie infectieuse et tropicale et beaucoup d'autres spécialités, afin de maintenir en bonne santé physique et psychologique le marin quelles que soient les circonstances.

Dans ce contexte, trois grands axes émergent néanmoins : l'aptitude à l'embarquement, la télémédecine maritime et la récupération médicalisée des malades et blessés. Notre Symposium fera, bien entendu, le point des connaissances les plus récentes sur ces trois grands axes de la médecine maritime. D'autres thèmes restent tout autant essentiels.

• La médecine du travail maritime, par l'étude du retentissement des conditions de vie et de travail – les nuisances physiques et chimiques du bord, mais aussi et plus que jamais le retentissement psychologique de la vie à bord.
• La médecine de catastrophes, par l'étude des causes et des conséquences des accidents maritimes, la sécurité maritime, dans son versant comportemental humain,
• La médecine hyperbare.
• La médecine offshore et la médecine portuaire.

Mais notre conception de la médecine maritime dépasse le simple rapport aux marins professionnels, qu'ils soient marins de commerce ou marin pêcheur, ou encore militaires. Elle s'intéresse, bien entendu, au contexte de la médecine de croisière, aux milliers de touristes qui embarquent à bord des navires de croisière. Dans ce cas, nulle aptitude médicale n'est généralement requise pour embarquer et le service de santé du bord doit être prêt à toute éventualité. Ce sont aussi tous les problèmes de santé soulevés par la pratique du yachting, très répandue en Amérique du Nord et dans nos pays européens, particulièrement ici à Brest, port de départ et d'arrivées de grandes courses transocéaniques à la voile, souvent en solitaire – c'est la spécialité des Français.

Dans cette perspective globale, l'intérêt économique de la santé en mer est donc considérable et nous devons saluer les efforts des instances internationales, tout particulièrement ILO et ITF, pour garantir à l'ensemble des marins un cadre juridique imposant aux armateurs des conditions de vie et de santé décentes, notamment la Convention du Travail maritime 2006. Je tiens particulièrement à rendre hommage à Dani APPAVE et Tom HOLMER qui ont toujours soutenu le Symposium et l'IMHA en tant que représentant, pendant de nombreuses années respectivement de l'ILO et de l'ITF.

Même si la technologie des navires fait d'énormes progrès, l'Homme a des limites physiologiques, physiques et psychologiques qu'il est important de ne pas dépasser sous peine de catastrophes. La réduction des équipages a des limites, la fatigue humaine a des limites. L'automatisation des navires, les progrès du positionnement en mer et la révolution des techniques de communications maritimes par satellite posent de nouveaux problèmes aux marins, dans leur relation au travail et à la vie embarquée, qu'il faudra savoir prendre en compte.

Cette année encore, la production scientifique pour le symposium a été importante, et je salue le travail exemplaire que les relecteurs ont fourni. Nous avons évidemment tenu le plus grand compte de leur avis dans l'acceptation des communications et des posters. Nous espérons aussi que vous passerez quelques jours agréables parmi nous. Le Comité d'organisation a tout mis en œuvre pour cela. Permettez-moi de remercier plus particulièrement le Dr David Lucas, le Dr Brice Loddé, Mme Sandrine Bianco, Mme Gwenola Tiroir, du Comité d'organisation, pour leur dévouement dans cette tâche et la Société Carte Blanche pour leur expertise dans l'organisation de congrès. Un grand merci aussi au Dr Sally Bell, pour son aide précieuse.

Je remercie bien sûr Mr le maire de Brest, pour avoir accepté de vous accueillir dans cette magnifique salle, Monsieur l'Amiral, préfet maritime, Monsieur le Commandant du Centre d'Instruction Naval, représentant la Marine Nationale pour avoir accepté d'héberger le Symposium sur le campus du Centre d'Instruction Naval et Monsieur le Médecin Général Inspecteur, directeur régional du Service de Santé des Armées, partenaire de cette manifestation scientifique.

Dr Dominique Jégaden
Président de l'ISMH 12

Opening speech of the 12th ISMH by Dr Dominique Jégaden, President of the French Society of Maritime Medicine and chair ISMH12

Welcome to the 12th International Symposium on Maritime Health, in Brest. Even if there are somewhat less of us here for the opening of the Symposium than there were for many international meetings, nonetheless we represent forty different countries. Our Symposium is indeed an important event, in an area of healthcare which does not generally attract the attention of the public in that it is a very specific discipline, that of maritime health, which is international by definition. Maritime health has its roots far back in history, but is also, paradoxically, a very new specialty.

- Ancient, since over many centuries, it has been almost exclusively concerned with naval medicine, where its value was well understood. After all, didn't a famous British Admiral say in 1804 that « The greatest thing in all military service is health » ?

- Very young however as an international specialty, thanks to the creation of the International Maritime Health Association (IMHA) in 1997, founded with the aim of promoting high quality scientific research, and raising the awareness of international organisations and national authorities to the specific health issues of seafarers, as well of course as improving conditions of life, work and health for those at sea. We have the pleasure this year of celebrating the 16th birthday of IMHA. I would like to thank all of those IMHA members who have made the journey to BREST, especially our President, Dr Suresh Idnani. I would like to invite all of those colleagues who are not yet members to join the association, since the more of us there are, the more successful we will be in our efforts. Societies of maritime medicine have arisen in many countries over the past twenty years, and the most recent, I think, is that of Morocco, represented here today by their President Dr Amsaf. We note with pleasure that, year by year, new countries are joining our community, and I believe that it is the first time that representatives of African countries such as Morocco, Benin, Gabon and Nigeria have participated actively in the Symposium. All are heartily thanked for their contribution. In this spirit of cooperation, we have included in the Symposium a day for the International Hispano Francophone Congress for those non-English speaking colleagues who wish to present in French or Spanish. I welcome the Spanish delegation, represented here by the President of the Spanish Society of Maritime Medicine, Professor Pedro Nogueroles, as well, of course, as our friend Dr Luisa Canals. I am also impressed by the strong Asian delegation, from China, Japan,

Vietnam (with my friend Pr Son) and the Philippines, the biggest delegation.

Maritime Medicine does not revolve round a single system, as in cardiology or dermatology, but considers the interaction of man with the specific and hostile environment presented by the sea and life on board, a man-made microcosm in which the sailor lives and works, far from his usual sphere. Anything can happen: illness or accident, minor, serious or even fatal, either physical or psychological. It is not easy to live for days and months in the confined space of a ship, with others who are not of ones own choice, in a hierarchical relationship, often in an alien culture. Hidden away in his cabin during rest hours, the sailor is alone with himself, his loneliness and his anxieties. This is why the life of a seafarer is more than just a job, and not everyone has the physical or mental capacity for this way of life.

Maritime Medicine is a multidisciplinary specialty, and many specialties have their place within it, from fitness assessment to emergency medicine, including occupational health, cardiology, dermatology, infectious and tropical diseases and many others, in order to maintain the physical and psychological health of the seafarer, whatever the circumstances. In this context three main themes emerge: fitness to work on board, maritime telemedicine and rehabilitation of sick or injured seafarers. Our symposium will focus on the most recent work in these three major areas of maritime medicine, but other themes remain just as important.

- Maritime Occupational Health, studying the consequences of living and working conditions – not only harmful physical and chemical factors, but also the psychological effects of life on board.

- Major disasters, studying the cause and effect of maritime accidents and maritime safety including the human element.

- Underwater medicine

- Offshore medicine and Port Health.

Our view of maritime medicine is more than a simple understanding of professional seafarers, whether on cargo ships or fishing boats, or in the navy. We are also concerned with medicine on board cruise ships carrying thousands of passengers, for whom no pre-embarkation fitness examination is required, and the medical facilities on board must therefore be prepared for any eventuality. There are also health problems associated with yachting, which is becoming steadily more popular in North America and Europe, particularly here in BREST where the great transatlantic races both start and finish, frequently with single-handed yachtsmen – a specialty of the French.

Within this global perspective, the economic impact of maritime health is considerable, and we must recognise the efforts of the international authorities, particularly the ILO and ITF, in developing the *Maritime Labour Convention 2006*, which provides a legal framework to ensure that shipowners provide appropriate living and working conditions for seafarers. I must mention specifically both Dani Appave and Tom Holmer representatives of ILO and ITF respectively for many years, who have always supported the symposium and IMHA.

Even though technology on board has progressed in leaps and bounds, man has physiological, physical and psychological limitations which cannot be ignored without risk of disaster. Reduction in crewing numbers and human fatigue add to these limitations. Automation of ships, progress in navigational systems, and satellite communication techniques all produce new problems for seafarers with respect to their life and work on board which must be taken into account.

Once again this year the scientific preparation for the symposium has been considerable, and I would like to congratulate the reviewers for their excellent work. We have taken their advice on the acceptance of presentations and posters. The Organisation Committee has worked hard to ensure that you will have an enjoyable stay with us. Particular thanks go to Dr David Lucas, Dr Brice Loddé, Mme Sandrine Bianco and Mme Gwenola Tiroir of the Organisation Committee for their dedication to their task, and to the company Carte Blanche for their expert organisation of the Symposium itself. Thank you also for the huge helping to Dr Sally Bell.

Have a good stay in BREST and good Symposium. Thank you very much.

Quelle définition pour la médecine maritime ?

Lorsque nous avons proposé à l'Université de Brest (France), en 1997, l'organisation d'un diplôme de médecine maritime, notre ambition était alors assez modeste. Nous voulions simplement donner à des médecins généralistes installés sur le littoral des connaissances concernant la réglementation spécifique en matière de santé des marins français, leur mode de vie et le retentissement de celui-ci sur la santé. Mais bien vite, devant l'intérêt suscité par ce nouvel enseignement, nous avons dû réfléchir à mieux le structurer et d'abord répondre à une question fondamentale : qu'est-ce que la médecine maritime ? D'aucuns pensent que la médecine maritime est une branche exclusive de la médecine du travail. Cette vision très professionnelle limite la médecine maritime, d'une part au seul monde professionnel des gens de mer, et d'autre part à la seule description de l'étude de l'impact de la vie embarquée sur la santé des marins. Il s'agit en effet d'un chapitre majeur, comportant toutes les questions relatives à l'aptitude médicale à la profession de marin, les nuisances physiques produites par les navires (bruit, vibrations), l'environnement psychologique particulier pouvant générer du stress et des addictions, les problèmes toxicologiques, les problèmes posturaux, les risques d'accidents du travail, l'hygiène à bord et toute la réglementation nationale et internationale qui s'en suit. Nous définissons ici la médecine du travail maritime. Elle s'intéresse à toutes les catégories de professionnels de la mer : marine de commerce, de pêche, offshore, plongeurs professionnels... Nous pouvons certainement élargir ce domaine à l'interface navire/port – la médecine du travail portuaire faisant partie intégrante de la médecine du travail maritime – comme le développe à Hambourg le Pr X. Baur. Nous pouvons aussi rattacher à la médecine du travail maritime et portuaire une entité qui risque de prendre de l'ampleur dans les années à venir : la médecine environnementale littorale. L'étude de l'impact de pollutions générées par les navires vers des populations

littorales, qu'elles soient par hydrocarbures (les marées noires), mais aussi agro-alimentaire (je pense aux poussières de soja ou aux poissons et coquillages pollués) ou même par micro-organismes transportés par les eaux des ballasts est bien, aussi, une nouvelle composante de la médecine maritime. Mais la médecine maritime ne se limite pas à ce que nous venons de décrire. La deuxième grande branche de la médecine maritime est incontestablement la médecine embarquée. Il s'agit de définir les modalités de diagnostic et de soins lorsque survient une pathologie en mer, loin de tout support technique médical, et exercées soit par l'officier responsable des soins à bord, soit par du personnel de santé, infirmier ou médecin embarqué. Ce domaine touche donc à la définition du matériel médical de diagnostic et de traitement et à leur adaptation au milieu maritime : faut-il, par exemple, embarquer des défibril- lateurs ou des échographes ? Il s'intéresse aussi à la modernisation de la dotation des navires en médicaments. Le développement de la consultation à distance adaptée au milieu maritime et de la télémédecine maritime sont ici des points importants.
La médecine embarquée s'intéresse aussi aux problèmes de santé pouvant atteindre les nombreux passagers embarqués à bord de navires de croisière, secteur économique de tourisme maritime en grand développement. Il est bien évident que le confinement de milliers de touristes dans un espace restreint comme un paquebot, si grand soit-il, peut engendrer des épidémies, notamment de gastro-entérites, qu'il faut savoir prendre en charge. La gestion médicale des escales est aussi un point important de la médecine embarquée, impliquant de bonnes connaissances en pathologie tropicale en général (malaria, dengue), et en pathologie tropicale maritime en particulier (ciguatera, piqûres et morsures d'animaux marins). Le troisième volet de la médecine maritime est assurément celui qui étudie la gestion des urgences en mer. Mise en place des procédures et des moyens médicalisés d'évacuations sanitaires, problèmes techniques de tous ordres posés par les hélitreuillages, prise en charge des blessés et des malades pendant le transfert, prise en charge et traitement des accidents de plongée, sans oublier les accidents liés aux loisirs maritimes. Un lecteur non averti

pourrait penser qu'il n'y a aucun rapport entre la médecine d'aptitude et la médecine d'urgences, entre le médecin portuaire et son confrère embarqué. Il n'en est rien. Et nous touchons ici la spécificité de la médecine maritime. En effet, quel que soit le type d'exercice, les médecins doivent avoir une même connaissance du milieu maritime, de ses lois, de ses règles. Qu'il soit urgentiste, médecin embarqué ou médecin du travail, il doit connaître de manière approfondie les conditions de vie et de travail des marins, leurs conditions psychologiques, les risques qu'ils encourent (chute à la mer, hypothermie). La médecine maritime n'est pas une spécialité médicale, mais est bien une entité spécifique, englobant plusieurs spécialités, dont l'originalité est d'être exercées par rapport à l'environnement hostile que représente la mer. Il est clair aussi que les problèmes de santé qui touchent les marins ne diffèrent pas d'un pays à l'autre, d'où un caractère international d'autant plus marqué que les équipages sont de plus en plus multi-ethniques. Voilà donc notre vision de la médecine maritime. Je pense qu'elle est partagée par beaucoup. Elle n'a, de toutes façons, qu'un seul but : comprendre et améliorer les conditions de santé de tous ceux qui vivent et travaillent en mer ou à proximité immédiate de celle-ci.
Dr Dominique Jégaden

Introduction au premier colloque Mer et Santé, Brest, 20 septembre 2001
Pr Jean Dominique Dewitte

Chers collègues, Mesdames et Messieurs,
C'est avec beaucoup d'émotion que j'ouvre aujourd'hui, au titre de Président de la Société Française de Médecine Maritime, Titre qui n'est actuellement que provisoire, ce premier Colloque « Mer et Santé », qui, je l'espère, ne sera pas le seul, comme tous ceux qui l'ont préparé le souhaitent également. Brest nous a semblé l'endroit idéal pour lancer ce concept encore nouveau en France de Médecine Maritime. Brest est à la pointe de l'Europe, Brest est une ville qui, de plus en plus, se tourne vers la Mer, Brest se devait de savoir répondre aux préoccupations des marins au commerce, à la pêche et à la plaisance pour ce qui est de leur santé. Nous l'avons fait en introduisant ce que beaucoup appellent aussi la « Médecine Maritime ». A côté d'IFREMER, des laboratoires de recherches de l'Institut Universitaire Européen de la Mer, de l'existence du Droit Maritime, Pourquoi la santé n'aurait-elle pas droit de cité ? Pourquoi avoir créé ici cette « Société Française de Médecine Maritime » ? Depuis près de 5 ans, nous avons mis en place, avec l'aide de l'UBO, et en particulier celle de son Service Universitaire de Formation Continue, un diplôme de « Médecine maritime » appelé à remplacer le moribond « brevet de médecin de la marine marchande ». L'idée de 5 personnes, un peu utopiques certes pour se lancer dans une pareille aventure, a trouvé écho auprès de nos instances locales mais surtout auprès de nos collègues de la Marine Nationale, qui nous ont toujours prêté une oreille attentive et des moyens généreux. Que tous ceux qui nous ont aidés reçoivent ici, très officiellement, nos remerciements. Trois générations de Médecins de toute la France mais aussi d'outre-méditerranée, se sont déjà succédé dans cette Faculté. La nouvelle promotion semble être encore riche de praticiens en provenance d'horizons divers, et cela témoigne que la graine continue de germer. C'est dans ce contexte qu'il nous est apparu

comme étant une suite logique, voire une nécessité, que de fonder la Société Française de Médecine Maritime. Notre association s'appuie sur les premiers médecins que nous avons formés, mais aussi sur tous ceux qui s'intéressent à cet immense champ de recherche qu'est le domaine de la Mer et de ses professionnels que sont les marins. Elle a 4 buts officiels :

· Promouvoir l'hygiène et la santé dans le milieu maritime. · Promouvoir et développer les connaissances médicales sur le milieu maritime, l'enseignement et les spécificités de l'exercice médical en milieu maritime.

· Réunir les médecins, les chercheurs et tous professionnels de santé concernés ou intéressés par la médecine maritime. · Développer des relations avec les autres sociétés de médecine maritime au niveau international. En effet, d'autres pays se sont lancés récemment dans cette mouvance : l'Espagne, en 1989, avec la « Spanish Society of maritime medicine » ; le Danemark, plus récemment, en l'an 2000, et la « Danish Maritime Health Association ». Au plan international, s'est même créée en 1997, une fédération: l' « International Maritime Health Association», à laquelle la Société Française a prévu d'adhérer. Nos préoccupations sont bien les mêmes que celles qui se font jour dans d'autres pays à vocation maritime. Nous sommes heureux que les fonds baptismaux de la Société Française de Médecine maritime soient posés à Brest, dans notre région. Car c'est bien là où la Mer a déjà payé un lourd tribut à la pollution, là où les algues vertes viennent défigurer nos côtes et gâcher les vacances de nos touristes et les coquillages des bords de nos côtes, là où les marins abandonnés se sont retrouvés bloqués, victimes des modifications de l'organisation du travail et de la mondialisation, là encore où les salariés de la réparation et de la construction navale découvrent les méfaits de l'amiante. Mais là aussi où les vieux gréements viennent se rassembler pour d'immenses fêtes, où les navigateurs du monde entier viennent prendre leur élan pour partir au bout du monde. Là encore où Océanopolis peut s'enorgueillir de recevoir plusieurs milliers de visiteurs chaque année. Tous ces thèmes seront abordés au cours des deux journées qui vont suivre.

Introduction au 2ème Colloque Mer et Santé, 25 septembre 2003

Dr Dominique Jégaden

La médecine est l'ensemble des activités techniques et scientifiques qui ont pour buts la prévention, la guérison ou le soulagement des maladies et des infirmités. Pour connaître la définition de la médecine maritime, il suffit de rajouter « en rapport avec le milieu marin ». La médecine maritime embrasse de fait toutes les spécialités de la médecine et les applique à ce milieu spécifique, la mer. Les principaux bénéficiaires de la médecine maritime sont, bien entendu, ceux qui vivent et travaillent en mer, à bord des navires. Une de leurs préoccupations majeures en matière de santé est de pouvoir communiquer avec un médecin compétent en cas de problème, voire d'être débarqués, dans les meilleures conditions. C'est pourquoi, la Société Française de Médecine Maritime a voulu faire le point pendant ce colloque sur les urgences en mer et leur gestion administrative, opérationnelle et médicale. Bien entendu, le sujet plein de promesses de la télémédecine maritime a été abordé tant pour les navires de commerce que pour la pêche. Mais, la médecine maritime ne se limite pas aux seuls marins. Elle touche aussi tous les problèmes de santé qui peuvent atteindre le terrien au contact de la mer ou de ses produits. Ces dernières années ont malheureusement été marquées par des catastrophes maritimes qui ont fortement pollué le littoral par des hydrocarbures. Quel impact ont eu ou peuvent avoir ces pollutions majeures sur la santé humaine ? Et qu'en est-il des pollutions plus insidieuses et plus chroniques par hydrocarbures venant de la terre ou des déballastages sauvages, en particulier sur la chaîne alimentaire d'origine marine ? Qu'en est-il aussi des pollutions biologiques qui ont tendance à augmenter et à se diversifier (virus, bactéries et algues toxiques)? Le réchauffement de la planète associé au développement du transport maritime sont des vecteurs déterminants dans la mutation et le développement d'algues toxiques dans des zones où elles étaient jusque-là inconnues. Des virus relativement récents, tels les norovirus, contaminent de plus en plus de coquillages et provoquent, en particulier, d'importantes épidémies à bord de navires de croisière. Ce sujet intéressant la pollution maritime dans son sens large a été retenu comme deuxième thème de ce colloque et a permis d'associer aux médecins des chercheurs d'Ifremer, spécialistes de ces questions. Si le concept de médecine maritime a été récemment organisé, notamment, au sein de l'Université de Bretagne Occidentale, cette médecine est aussi vieille que la navigation. Elle a particulièrement développé ses lettres de noblesse au cours du XVIII^è siècle et de l'épopée maritime de la Compagnie des Indes. Dans un mémoire récent, Françoise Dantec a fait valoir l'extraordinaire modernité de ses médecins embarqués. Nous nous devions, au cours de ce colloque, d'honorer cette histoire de la médecine maritime par quelques communications. Empreinte donc d'une très riche histoire, la médecine maritime n'en est pas moins d'actualité et promise à un avenir que nous tentons de construire en France et au niveau international. Ceci est une impérieuse nécessité compte tenu de la mondialisation exacerbée du monde maritime. C'est pourquoi, nous avons été particulièrement fiers d'accueillir au cours de ce colloque Madame le Dr Luisa Canals, présidente de *l'International Maritime Health Association* et de la *Société Espagnole de Médecine Maritime.*

L'intérêt d'une discipline se mesurant à la qualité et à la diversité de ses acteurs, nous pouvons être satisfaits d'avoir pu, au cours de ces deux journées de colloque, rassembler des spécialistes civils et militaires, des médecins et des chercheurs, des professionnels (Marine Nationale, commerce et pêche), des Français et des Espagnols.

Navigare necesse est.

Introduction au 3ème Colloque mer et Santé, 15 octobre 2005

Dr Dominique Jégaden

La Société Française de Médecine Maritime, que j'ai l'honneur de présider, sort tout juste de sa petite enfance, puisqu'elle aura seulement cinq ans d'existence en janvier prochain. Je suis donc heureux de vous accueillir à son troisième colloque « Mer et Santé », manifestation qu'elle organise, depuis sa création, conjointement avec l'Université de Bretagne Occidentale, et qui démontre sa vitalité. Je remercie Monsieur le professeur Bodéré, président de l'Université de Bretagne Occidentale, de l'intérêt qu'il nous porte en étant présent parmi nous ce matin. Je suis fier également de vous accueillir dans les locaux de l'Institut Universitaire Européen de la Mer, et je remercie son Directeur, Monsieur le professeur Treguer, d'avoir accepté d'être envahi pendant deux jours. Pour nous, le qualificatif « Européen » de cet Institut est important. En effet, une des réussites de notre jeune Société est d'avoir intégré tout un réseau européen de sociétés et d'instituts de médecine maritime, dans lequel la France était auparavant absente. J'ai le plaisir d'ailleurs de saluer la présence parmi nous de notre ami le professeur Pedro Nogueroles de la Sierra, professeur à l'Université de Cadix et président de la Société Espagnole de Médecine Maritime. Nos deux Sociétés ainsi que les Universités de Cadix, jumelée à celle de Brest, et de Tarragone sont associées dans un programme de formation en médecine maritime en e-learning et dans le projet européen Medmar. Nous avons d'ailleurs décidé que le prochain colloque sera franco-espagnol. La médecine maritime est, en effet, une discipline à part entière, qui se développe dans de nombreux pays européens, dont certains se sont même dotés d'instituts de recherche - je citerai l'Allemagne à Hambourg, la Pologne à Gdynia et le Danemark à Esbjerg. Permettez-moi de rêver à la création, un jour, d'une unité de recherches en médecine maritime, qui pourrait être intégrée - pourquoi pas ? - à cet Institut Universitaire Européen de la mer ... Mais chaque chose en son temps. Avec le Professeur Jean Dominique Dewitte et le Professeur Charles Arvieux, co-directeurs du Diplôme d'Université de Médecine maritime, enseigné depuis 1998, avec succès, à l'UBO, nous avons défini le contenu et les limites de cette discipline qui, si elle intéresse relativement peu de professionnels en France, touche pratiquement toutes les spécialités, de la médecine du travail aux urgences, à la télémédecine, en passant par la dermatologie. Saluons ici aussi l'initiative du Professeur Laurent Misery qui organise pour 2006 son deuxième congrès de dermatologie maritime, sous le patronage de la Société Française de Médecine Maritime. Notre vision de la médecine maritime n'est donc pas uniquement cantonnée à la problématique de santé des marins professionnels. Elle est élargie aussi à toutes les questions de santé pouvant toucher les populations littorales du fait du milieu maritime. Je terminerai en soulignant la présence également parmi nous de nos amis de l'Institut National Vietnamien de Médecine Maritime de Haiphong, les professeurs Nguyen Truong Son, directeur, et Phan Van Thuc, directeur-adjoint, qui sont également président et vice-président de la Société Vietnamienne de Médecine Maritime, créée en août 2004, avec qui nous développons aussi de solides relations, au travers d'une convention qui vient d'être signée entre leur Institut, l'UBO et le CHU. En espérant vous avoir transmis un peu de l'enthousiasme qui nous cheville, je souhaite que ce colloque soit pour vous un enrichissement.

Travaux publiés (1984 - 2023)

Publications dans des revues

1. « Bruit à bord des navires : son retentissement sur la fonction auditive des marins de commerce » D. Jégaden *Archives des maladies professionnelles, 1984,45,5,345-349.*
2. « Les lombalgies chez les marins de commerce » D. Jégaden, B. Piquemal *Archives des maladies professionnelles, 1985,46,3,189-192.*
3. « Contribution à l'étude de la relation bruit-hypertension artérielle. A propos de 455 marins de commerce âgés de 40 à 55 ans » (mémoire) D. Jégaden, C. Le Pluart, Y. Marie, B. Piquemal. *Archives des maladies professionnelles,* 1986,47,1,15-20
4. « Relations poids-tabagisme dans un milieu professionnel particulier : la pêche maritime » (mémoire) D. Jégaden, Y. Marie, C. Le Pluart. *Archives des maladies Professionnelles,* 1987,48,8,629-634
5. « Médecine maritime et service de santé des gens de mer » D. Jégaden, C. Le Pluart *Archives des maladies professionnelles,* 1987,48,1,25-30
6. « La bronchite chronique dans la Marine marchande. Influence du tabagisme, intérêt de la débitmétrie de pointe » (mémoire) Y. Marie, D. Jégaden *_Archives des maladies professionnelles,* 1989,50,4,327-333.
7. « Le Service de Santé des gens de mer en France » D. Jégaden, P. Ansart, P. Poutrain, C. Cavenel. *Médecine et Armées,* 1989,17,3,229-234
8. « Artériopathie oblitérante des membres inférieurs chez les gens de mer. Importance, facteurs de risque et aptitude à la navigation » (mémoire) Y. Marie, D. Jégaden *_Archives des maladies professionnelles,* 1991,52,5,327-332

9. "Maritime Medicine in France" D.Jégaden, JD.Dewitte, B. Loddé *International Maritime Health*, 2004, 55, 1-4, 131-136. (Référencé dans Medline)
10. « Toxicologie maritime » D. Jégaden, M.L. Canals. *Medicina Marítima*, 2004, 4, 2 (en français et espagnol)
11. « Problèmes toxicologiques survenus au cours des plongées du Nautile sur l'épave du Prestige » D. Jégaden, JD. Dewitte, B. Loddé, *Medicina Marítima*, 2004, 4, 2(en français et espagnol)
12. « Maladies professionnelles en milieu maritime » J.D. Dewitte, D. Jégaden, B. Loddé *Les Nouvelles Dermatologiques*, 2004, 23, 454-457
13. « Maladies professionnelles cutanées maritimes » B. Loddé, J.D. Dewitte, B. Eniafe, D. Jégaden *Les Nouvelles Dermatologiques*, 2004, 23, 458-464
14. « Toxicité des nouveaux antifoulings » D. Jégaden, M.L. Canals. *Medicina Marítima*, 2005 ; 5, 1, 50-53 (en français et en espagnol)
15. « Etude sur 5 ans de l'évolution de la fonction respiratoire d'une cohorte de 31 plongeurs professionnels » D. Lucas, B. Loddé, P. Choucroun, D. Jégaden, P. Mialon, D. Sarni, JD. Dewitte *Medicina Marítima*, 2005, 5, 1, 17-28
16. « Vibrations on board ships » D. Jégaden, ML. Canals. *Medicina Marítima*, 2005, 5, 2.
17. « L'aptitude à la navigation maritime : une véritable évaluation du risque de santé » D. Jégaden, JD. Dewitte, B. Loddé *Archives des maladies professionnelles et de l'environnement,* septembre 2005, 318-325
18. « La santé des marins pêcheurs » D. Jégaden *in* « La prévention des risques professionnels à la pêche », Les Journées d'études 2005 de l'Observatoire des Droits des Marins - Ouvrage collectif
19. « Analysis of circumstances of death and disapeared persons in French maritime waters » B. Loddé, D. Jégaden, JD. Dewitte *Medicina Marítima, 2006, 6, 1*
20. « Occupational asthma in maritime environment » D. Lucas, D. Jégaden, B. Loddé, C. Arvieux, JD. Dewitte *International Maritime Health,* 2006, 57, N°1/4, 177-187
21. "Maritime Accidentology" D. Jégaden, *Medicina Marítima, 2006,6, 1*
22. « La réaction à Asparagopsis Armata » D. Jégaden, B. Loddé, D. Lucas, JD. Dewitte *Les Nouvelles Dermatologiques,* octobre 2006

23. « De l'hygiène navale d'hier à la médecine maritime d'aujourd'hui » D. Jégaden, A. Cenac, B. Loddé, JD. Dewitte, C. Arvieux, L. Miséry *Les Nouvelles Dermatologiques,* octobre 2006
24. « De l'hygiène navale à la médecine du travail maritime » Editorial – D. Jégaden, JD. Dewitte, *Archives des Maladies professionnelles et de l'Environnement*, 2007, juillet.
25. "Quelle définition pour la médecine maritime? (editorial) D. Jégaden, *Medicina Maritima*, 2007, 7, 1-3
26. "IMHA Workshop in Brest" D. Jégaden, ML. Canals, R. Nilsson, OC. Jensen, *Medicina Maritima*, 2007, 7,1, 89-112
27. "Asthmes professionnels dans le milieu maritime" D. Lucas, B. Loddé, D. Jégaden, C. Arvieux, P. Leroyer, JD. Dewitte *Archives des Maladies Professionnelles et de l'Environnement*, 2007, mars.
28. "Toxicidad laboral por cáusticos" J. Pallarès, P. Sans-Gallen, S. Nogue, ML. Canals, D. Jégaden *Medicina Maritima*, 2007, 7,1, 81-85
29. "L'étonnante modernité des pirates du XVIIè siècle" D. Jégaden, Editorial, *Medicina Maritima,* 2008, 8, 1, 3-4
30. "Stress in Seamen and Non seamen employed in the same Company" B. Loddé, D. Jégaden, D. Lucas, M. Feraud, Y. Eusen, JD. Dewitte. *Int Marit Health* 2008; 59: 53-60
31. "Irritative occupational asthma caused by sodium metabisulphite: about one occupational case in a nephrops Fisher" R. Pougnet, B. Loddé, P. Paris, D. Jégaden, D. Lucas, B. Sawicki, M. Eniafe-Eveillard, JD. Dewitte. *CHEST*, 2009.
32. "Occupational asthma in the comercial fishing industry: a case series and review of the literature" D. Lucas, R. Lucas, K. Boniface, D. Jégaden, B. Loddé, JA. Bronstein, JD. Dewitte. *International Maritime Health* 2010; 61 (1): 13-17
33. « Du risque à l'aptitude et vice versa » D. Jégaden Editorial *Medicina Maritima,* 2010
34. "A case of occupational asthma from metabisulphite in a fisherman" R. Pougnet, B. Loddé, D. Lucas, D. Jégaden, S. Bell, JD. Dewitte. *International Maritime Health* 2010; 61 (3): 180-184

35. "Occupational poisoning by carbón monoxide aboard a gas carrier. Report on 8 cases" D. Lucas, B. Loddé, D. Jégaden, JA. Bronstein, R. Pougnet, S. Bell, JD. Dewitte. *International Maritime Health* 2010; 61 (3): 176-179
36. « Le stress et l'ennui chez les marins » D. Jégaden. *La Revue Maritime* 2010 ; 489 : 48-54
37. "Deaths on board: medical and legal implications for the maritime physician" B. Loddé, D. Lucas, R. Pougnet, D. Jégaden, JA. Bronstein, JD. Dewitte. *International Maritime Health* 2010; 61 (1): 24-27
38. "Risque professionnel d'exposition au monoxide de carbone en milieu portuaire : à propos de huit cas" D. Lucas, B. Loddé, JD. Dewitte, D. Jégaden *Archives des Maladies professionnelles et de l'environnement* 2010 ; 71 (2) : 161-166
39. "Cardiovascular risk factors and cardiovascular risk assessment in profesional divers" R. Pougnet, L. Di Costanzo, B. Loddé, A. Henckes L. Dherbecourt, D. Lucas D. Jégaden, JD. Dewitte. *International Maritime Health* 2012; 63 (3): 164-169
40. « Œil rouge non traumatique en milieu marin. Etude des étiologies à partir du cas d'un véliplanchiste » R. Pougnet, B. Loddé, D. Lucas, D. Jégaden, JD. Dewitte. *Medicina Maritima* 2010; 2
41. "Ship Noise and its effect on seafarer's health" D. Jégaden. *Textbook of Maritime Medicine*, 2nd Ed. Norwegian Centre for Maritime Medicine, 2013
42. « Effects of ship vibrations on humans » D. Jégaden. *Textbook of Maritime Medicine*, 2nd Ed. Norwegian Centre for Maritime Medicine, 2013
43. « The role of maritime physician » D. Jégaden. *Textbook of Maritime Medicine*, 2nd Ed. Norwegian Centre for Maritime Medicine, 2013
44. « L'étude de la disposition à l'ennui peut-elle être un outil pertinent dans la détermination de l'aptitude à l'embarquement ? » D. Jégaden, M. Rio, D. Lucas, B. Loddé, JD. Dewitte *Medicina Maritima* 2013; 13 (1)
45. "Evaluation of the sensitivity to grains and its pulmonary impact in employees of the port of Brest silos." D. Lucas, B. Loddé, R. Pougnet, JD. Dewitte, D. Jégaden. *International Maritime health* 2013; 64 (1):18-23

46. "Prevalence of occupational contact dermatitis to mercaptobenzothiazole in a population of seamen and prognosis after 3-year evaluation" B. Loddé, AM. Roguedas-Contios, R. Pougnet, P. Paris, D. Jégaden, L. Misery, JD. Dewitte. *J Allergy Ther* 2013;
47. "Skin infection by staphylococcus aureus in a fisherman: difficulty in continuing work on board" Loddé B, Pougnet R, Roguedas-Contios AM, Eusen Y, Pougnet L, Jégaden D, Dewitte JD, Misery L.. *Int Marit Health* 2013; 64 (3): 126-8.
48. "Cardiovascular risk factors in seamen and fishermen: review of literature" Pougnet R, Pougnet L, Loddé B, Canals-Pol ML, Jégaden D, Lucas D, Dewitte JD. *Int Marit Health* 2013; 64 (3): 107-13.
49. "Acute phosphine poisoning on board a bulk carrier: analysis of factors leading to a fatal case" B. Loddé, D. Lucas, JM. Letort, D. Jégaden, R. Pougnet, JD. Dewitte. *Journal of Occupational Medicine and Toxicology*, 2015; 1: 10-10

50. « L'ennui au travail et la disposition à l'ennui chez les marins: différence entre officiers et personnels d'exécution » D. Jégaden, M. Rio, S. Bianco, D. Lucas, B. Loddé, J.D. Dewitte *Archives des Maladies Professionnelles et de l'Environnement* 2015 ;76:3-10

51. « Traité de Médecine Maritime » B. Loddé, D. Jégaden, L. Miséry, JD. Dewitte   Lavoisier Ed., 2015

52. "Skin diseases affecting high-level competition sailors: descriptive study carried out during the 2012 AG2R transatlantic boat race" B. Loddé, C. Mahé, R. Pougnet, D. Lucas, D. Jégaden, JD Dewitte, R. Lucas.*Wilderness & Environmental Medicine* 2016; 27: 39-45

53. "Occupational contact dermatitis from protein in sea products: who is the most affected, the fisherman or the chef?" B. Loddé, P. Cros, A-M. Roguedas-Contios, D. Jégaden, R. Pougnet, JD. Dewitte, L. Miséry. *Contact dermatitis*, 2016,

54. « Occupational asthma in maritime environments : an update » D. Lucas, B. Loddé, J R. Jepsen, JD. Dewitte, D. Jégaden. *Int Marit Health* 2016 ; 67 (3) : 144-152

55. « Preparation and medical follow-up for a single-handed transatlantic rowing race » M Carron, M Coulange, C Dupuy, P Mastalski, B

Barberon, A Roullaud, A Desplantes, JP Auffray. *Int Marit Health*, 2017, 68 (1) : 7-11
56. « When do the economic aspect and ecology policies defend health of mariners ? » R Pougnet, L Pougnet, D Lucas, L Canals, JD Dewitte, B Loddé. *Int Marit Health*, 2017, 68 (3) : 176-177
57. « Can a transgender person be an occupational diver ? Demonstration from a case report » R Pougnet, B Loddé, A Henckes, JD Dewitte, L Pougnet. *Int Marit Health*, 2017, 68 (4) : 211-214
58. « Maritime environment health risks related to pathogenic micro-organisms in seawater » R Pougnet, L Pougnet, I Alliot, D Lucas, JD Dewitte, B Loddé. *Int Marit Health*, 2018, 69 (1) : 35-45
59. « Health effects of hyperbaric exposure on chamber attendants : a review of literature » R Pougnet, D Lucas, A Henckes, B Loddé, JD Dewitte. *Int Marit Health*, 2018, 69 (1) : 58-62
60. « Exposure to phosphine in maritime transport : a real and important occupational risk : a report of three cases » D Lucas, G Mauguen, P Lesné, E Polard, D Jégaden *Int Marit Health*, 2018, 69 (3) : 181-183
61. « Infectious diseases affecting occupational divers : review of 2017 literature » R pougnet, L Pougnet, A Henckes, I Alliot, D Lucas, JD Dewitte, B Loddé. *Int Marit Health*, 2018 ; 69 (3) : 176-180
62. « Doctors in a hyperbaric medical unit : what is the hyperbaric exposure ? » R Pougnet, O Fenet, B Loddé, G Cochard, A Henckès, L Pougnet. *Int Marit Health*, 2018, 69 (4) : 304-305
63. « Don't forget about seafarers boredom » D. Jégaden, M. Rio-Menaheze, D. Lucas. *Int Marit Health*, 2019 : 70 (2) : 82-87
64. « Evolution of the respiratory function of professional divers over 15 years » R Pougnet, L Pougnet, A henckes, D Lucas, JD Dewitte, P Mialon, B Loddé. *Int Marit Health*, 2019, 70 (2) : 118-124
65. « Champimer project. Investigation of fungal diversity at the air-water interface of the maritime environment » R Pougnet, L PougnetS Le Gal, B Loddé, G Nevez. *Int Marit Health*, 2019, 70 (2) : 140-141
66. « Are we underestimating the cardiovascular risk of seafarers ? » R Pougnet, L Pougnet, JD Dewitte, D Lucas, B Loddé. *Int Marit Health*, 2020, 70 (3) : 193
67. « Exposure to fumigans in containers : a questionnaire assessment on 125 French dockers » D Lucas, L. Budnik, X Baur. *Int Marit Health*, 2019, 70 (4) : 195-201
68. « Medical kit of single-handed offshore yacht race » JC Fimbault, JM Le Gac , B Barberon, V Lafay, JP Auffray. *Int Marit Health*, 2019, 70 (4) : 220-225
69. « Influence du mal de mer sur le travail de chercheurs embarqués à bord de navires océanographiques français ». D. Jégaden, M. Rio-Menaheze,

D. Lucas. *Archives des maladies professionnelles et de l'environnement*, 2019

70. « Temporary and permanent unfitness of occupational divers. Brest cohort 2002-2019 from the French National network for occupational disease vigilance and prevention (RNV3P) » R. Pougnet, L. Pougnet, JD Dewitte, B. Loddé, D. Lucas. *Int Marit Health*, 2020, 71 (1) : 71-77

71. « Covid 19 on cruise ships : preventive quarantine or abandonment of patients ? » R. Pougnet, L. Pougnet, JD Dewitte, D. Lucas, B. Loddé. *Int Marit Health*, 2020, 71 (2) : 147-148

72. « Seasickness and its impact on researchers' work on board French oceanic vessels » D. Lucas, M. Menaheze, B. Loddé, D. Jégaden. *Int Marit Health*, 2020, 71 (3) : 160-165

73. « Acute occupational phosphine intoxications in the maritime shipping sector. Belgian and French reported cases » P. Van de Sijpe, D. Lucas, ML Canals, O.Jensen. *Int Marit Health*, 2020, 71 (3) : 151-159

74. « Sexually transmitted infections in seafarers : 2020's perspectivesbased on a literature review from2000-2020. R. Pougnet, L. Pougnet, JD Dewitte, C. Rousseau, G. Gourrier, D. Lucas, B. Loddé. *Int Marit Health*, 2020, 71 (3) : 166-173

75. « About the relationship between ship noise and the occurrence of arterial hypertension in seafarers » D. Jégaden, D. Lucas, Int Marit Health 2020 ; 71 (4).

76. « Seafarers' mental health in the COVID-19 era : lost at sea ? » D. Lucas, C. Jégo, D. Jégaden, O. Jensen, B. Loddé, T. Sauvage, JD. Dewitte. *Occupational and Environmental Medicine* 2021

77. « Seafarers' occupational noise exposure and cardiovascular risk. Comments to Bolm-Audorff U. ;, Hegewald J, Pretzsch A, Freiberg A, Niehaus A, Seidler A : occupational noise and hypertension risk. A systematic review and meta-analysis ». D. Lucas, D. Jégaden, B. Loddé, JD. Dewitte. *International Journal of Environmental Research and Public Health*, 2021

78. « Hearing Impairment in French Merchant Seafarers: Retrospective Study on Data from 8308 Audiometric Tests » D. Lucas, T. Sauvage, AS Forestier, R. Pougnet, G. Gourier, B. Loddé, D. Jégaden. *International Journal of Environmental Research and Public Health* 2022 ; 19 : 8796

79. « Perte auditive chez les marins pêcheurs français : Etude rétrospective sur les données de 7500 audiogrammes. » D. Lucas, T. Sauvage, AS. Forestier, B. Loddé, R. Pougnet, D. Jégaden. *Arch Mal Prof Environ* 2022

80. « Les vingt ans de la Société Française de médecine maritime : regards vers le passé et le futur » Editorial D. Lucas, B. Loddé, JD. Dewitte, D.

Jégaden, JP. Auffray. *Archives des Maladies Professionnelles et de l'Environnement* 2021

81. « A propos de la relation bruit/hypertension artérielle chez les marins » D. Jégaden, *Archives des maladies professionnelles et de l'environnement*,2021
82. « Seafarers' Occupational noise exposure and cardiovascular risk. Comments to Bolm-Audorff U., Hegewald J., Pretzsch A., Freiberg A., Nienhaus, A., Seidler A. : Occupational noise and hypertension risk : A systematic review and meta-analysis. » D. Lucas, D. Jégaden, B. Loddé, JD. Dewitte. *International Journal of Environmental Research and Public Health* 2021
83. « Assessment of mental health and psychosocial factors in French merchant officers cadets » D. Lucas, N. Coadic, D. Jégaden. *Int Marit Health* 2023 ; 74 (1) : 1-8
84. « Evaluation de la santé mentale et des facteurs psychosociaux chez les élèves officiers de l'école de la marine marchande » D. Lucas, N. Coadic, D. Jégaden. *Annales médico-psychologiques* 2023

Communications en congrès et réunions scientifiques

« Atteinte auditive des marins de grande pêche due au bruit des navires » D. Jégaden Communication au Séminaire Européen Sécurité intégrée et prévention des accidents du travail dans la pêche maritime. Commission des Communautés Européennes, Lorient, 15-17 mai 1984.

« Bruit à bord des car-ferries » D. Carcaillet, D. Jégaden Communication au 6e congrès européen de médecine maritime. Göteborg (Suède), 1-4 juin 1987

"Organisation de la médecine maritime en France" D. Jégaden Premier Symposium National Vietnamien de Médecine Maritime, Haiphong, 21-23 août 2004.

« Problèmes toxicologiques posés dans l'opération Prestinaut » D. Jégaden. Communication aux 9èmes Journées Nationales Espagnoles de Médecine Maritime, La Corogne, 7-9 octobre 2004

« La santé des marins pêcheurs : passé, présent et perspectives d'avenir » D. Jégaden. Journées internationales « La prévention des risques professionnels à la pêche », Observatoire des Droits des Marins, Nantes, 17-18 mars 2005

« Postgraduate university diplomas on maritime health: the french and spanish initiatives » ML Canals, D. Jégaden, JD Dewitte, J Sala, MR Fenoll Communication au 8th International Symposium on Maritime Health, Rijeka, Croatia, 8-13 mai 2005

"Maritime hazards for oceanographers" D. Jégaden, B. Loddé, JD. Dewitte. Communication au 8th International Symposium on Maritime Health, Rijeka, Croatia, 8-13 mai 2005

"Study of respiratory function in a cohort of 31 professional divers" D. Lucas, B. Loddé, P. Choukroun, D. Jégaden, JD. Dewitte. Communication au 8th International Symposium on Maritime Health, Rijeka, Croatia, 8-13 mai 2005

"Work organisation and fatigue related factor in maritime environment" G. Tirilly, D. Jégaden. Communication au 8th International Symposium on Maritime Health, Rijeka, Croatia, 8-13 mai 2005

"Résistances psychologiques à la sécurité dans la pêche maritime » D. Jégaden, D. Lucas, B. Loddé, JD. Dewitte Communication aux 2es Journées marocaines de la médecine des gens de mer, Agadir (Maroc), 30 juin- 1er juillet 2005

« Formation continue en santé au travail : un diplôme universitaire de médecine maritime en complément d'enseignement pour les médecins des gens de mer » B. Loddé, D. Jégaden, D. Lucas, JD. Dewitte 7th International Conference ICOH / CIST, Strasbourg, 15-16 septembre 2005

« Décès en mer et disparitions : une évolution de la prévention à envisager au regard des statistiques concernant les eaux françaises en 2004 » B. Loddé, D. Jégaden, D. Lucas, JD. Dewitte. Communication aux X Jordanas Nacionales de medicina Maritima, Madrid, 2 et 3 novembre 2005

« La santé des marins pêcheurs : le point en 2005 » D. Jégaden, JD. Dewitte. Communication au 14e Congrès National de la Société

Marocaine de Médecine du Travail et d'Ergonomie, Casablanca, 12 et 13 novembre 2005

« Organisation de la médecine maritime en France en 2005 » JD. Dewitte, D. Jégaden Communication au 14ᵉ Congrès National de la Société Marocaine de Médecine du Travail et d'Ergonomie, Casablanca, 12 et 13 novembre 2005

« Conséquences pour la santé des conditions de vie et de travail à bord » D. Jégaden, B. Loddé, JD. Dewitte. Communication à la 3ème journée marocaine de médecine des gens de mer, Agadir, 6 juillet 2006

«Do fishermen have a specific psychological profile leading them to risky behaviours? »D. Jégaden, C. Lemoine, P. Paris, D. Landrin, Y. Eusen, B. Loddé, JD Dewitte. Communication au symposium international Ergomare, 5-6-7 octobre 2006, Lorient

« Le stress des marins à travers les modèles modernes de stress professionnel » D. Jégaden, B. Loddé, JD. Dewitte. Communication au 7è Congrès National Espagnol de Médecine Maritime, 27-31 octobre 2006, Tenerife

« Comparison of stress level between seamen and non-seamen professionals inside the same company »D. Jégaden, B. Loddé, D. Lucas, J.A. Bronstein, JD. Dewitte. Communication au 9th International Symposium on Maritime Health, Esbjerg (Danemark), 3-6 juin 2007

"Situation in regard of health issues of professionals embarked aboard ships and who are excluded from the ILO/IMO n°73 Convention" D. Jégaden, B. Loddé, D. Lucas, J.A. Bronstein, JD. Dewitte. Communication au 9ᵗʰ International Symposium on Maritime Health, Esbjerg (Danemark), 3-6 juin 2007

"Types of gastrointestinal illnesses and their prevention on cruise ships" JA. Bronstein, MR. Richecoeur, B. Loddé, JD. Dewitte, D. Jégaden Communication au 9th International Symposium on Maritime Health, Esbjerg (Danemark), 3-6 juin 2007

"Modèles d'étude des processus en accidentologie maritime" D. Jégaden, B. Loddé, JA Bronstein, D. Lucas, JD Dewitte Communication à la 4è journée nationale marocaine de médecine des gens de mer, Agadir (Maroc), 28 juin 2007

« Actualité en matière de présence médicale à bord dans les grandes compagnies françaises » B. Loddé, E. Quidelleur, JA Bronstein, D. Jégaden, JD. Dewitte. Communication au 1er Congrès International Hispano-francophone de médecine maritime. Brest, 11-12 octobre 2007

« Enseignement de la médecine embarquée en France » JA Bronstein, B. Loddé, D. Jégaden, JD. Dewitte. Communication au 1er Congrès International Hispano-francophone de médecine maritime. Brest, 11-12 octobre 2007

« Fréon 22, un risque important à bord des navires » D. Jégaden, B. Loddé, JA Bronstein, JL. Carré, JD. Dewitte. Communication au 1er Congrès International Hispano-francophone de médecine maritime. Brest, 11-12 octobre 2007

« Relations franco-vietnamiennes en matière de médecine maritime » D. Jégaden Communication au 2ème Symposium national Vietnamien de médecine maritime – Haiphong (Vietnam), 10 novembre 2007

« Le bruit des navires a-t-il un effet sur les accidents à la pêche ? » D. Jégaden, B. Loddé, JA. Bronstein, D. Lucas, JD. Dewitte. Communication au 2e Congrès International Hispano-francophone de Médecine Maritime, Carthagène (Espagne), 3 et 4 octobre 2008

« Considérations cliniques sur l'aptitude au travail des marins professionnels » D. Jégaden, B. Loddé, JA. Bronstein, D. Lucas, JD. Dewitte. 2e Congrès International Hispano-francophone de Médecine Maritime, Carthagène (Espagne), 3 et 4 octobre 2008

« Risques biologiques : paludisme et marins pêcheurs, quelle prophylaxie ? » JA. Bronstein, M. Richecoeur, B. Loddé, D. Jégaden, JD. Dewitte. 2e Congrès International Hispano-francophone de Médecine Maritime, Carthagène (Espagne), 3 et 4 octobre 2008

« Pathologies et traumatismes en pêche hauturière. Etude rétrospective de 2006-2007 » C. Bombert, D. Jégaden, B. Loddé, JA. Bronstein, D.

Lucas, JD. Dewitte 2ᵉ Congrès International Hispano-francophone de Médecine Maritime, Carthagène (Espagne), 3 et 4 octobre 2008

« Enquête sur les inaptitudes médicales à l'hyperbarie professionnelle prononcée au Centre de pathologies environnementales et professionnelles du CHU Morvan Brest, entre 2002 et 2007 » B. Loddé, D. Jégaden, JA. Bronstein, D. Lucas, JD. Dewitte. 2ème Congrès International Hispano-francophone de Médecine Maritime, Carthagène (Espagne), 3 et 4 octobre 2008

« Evaluation des risques biomécaniques articulaires des pêcheurs professionnels de crustacés du quartier de Saint-Malo (France) » B. Loddé, D. Jégaden, JA. Bronstein, D. Lucas, JD. Dewitte 2ᵉ Congrès International Hispano-francophone de Médecine Maritime, Carthagène (Espagne), 3 et 4 octobre 2008

« Asthme au soja : la problématique professionnelle chez les dockers : à partir de deux cas » D. Lucas, B. Loddé, JA. Bronstein, JD. Dewitte, D. Jégaden, 2ᵉ Congrès International Hispano-francophone de Médecine Maritime, Carthagène (Espagne), 3 et 4 octobre 2008

« Asthma and other occupational allergies in fishery industry" D. Lucas, D. Jégaden, JA. Bronstein, B. Loddé, JD. Dewitte. 1st International Congress on Maritime, Tropical and Hyperbaric Medicine. Gdynia, Pologne, 4-6 juin 2009

"La petite pêche : une problématique particulière". D. Jégaden, B. Loddé, D. Lucas, JA. Bronstein, JD. Dewitte. 3ᵉ Congrès International Hispano-francophone de Médecine Maritime, Agadir (Maroc), 2-3 juillet 2009

« Asthme professionnel aux métabisulfites de sodium dans le milieu de la pêche : étude d'un cas » R. Pougnet, B. Loddé, D. Jégaden, JD. Dewitte. 3ᵉ Congrès International Hispano-francophone de Médecine Maritime, Agadir (Maroc), 2-3 juillet 2009

« Origine professionnelle de la rhizarthrose : étude d'un cas parmi les pêcheurs de poulpes en Méditerranée » B. Loddé, G. de Fleurian, R.

Pougnet, D. Jégaden, JD. Dewitte. 3ᵉ Congrès International Hispano-francophone de Médecine Maritime, Agadir (Maroc), 2-3 juillet 2009

« Formation en médecine maritime : le Diplôme d'Université de Médecine Maritime à l'Université de Brest (France) » D. Jégaden, JD. Dewitte, B. Loddé, JA. Bronstein. 3ᵉ Congrès International Hispano-francophone de Médecine Maritime, Agadir (Maroc), 2-3 juillet 2009

« Fiche médico-professionnelle concernant le métier de marin pêcheur en France » JD. Dewitte, D. Landrin, B. Loddé, Y. Eusen, JA. Bronstein, B. Sawicki, D. Jégaden 3ᵉ Congrès International Hispano-francophone de Médecine Maritime, Agadir (Maroc), 2-3 juillet 2009

« Air cooling fluids: a major hazard aboard » D. Jégaden, B. Loddé, D. Lucas, M. Cherkaoui, JA Bronstein, JD. Dewitte, 10th International Symposium on Maritime Health, GOA (Inde), 23-26 septembre 2009

« Carbone monoxide poisoning on LNG-tankers; eight case reports » D. Lucas, B. Loddé, D. Jégaden, JA. Bronstein, JD. Dewitte 10th International Symposium on Maritime Health, GOA (Inde), 23-26 septembre 2009

"Occupational contact dermatitis to Mercapto-Benzothiazole. 2 cases of professional fishermen whom eviction to allergens was difficult" (Poster) B. Loddé, AM. Roguedas-Contios, D. Jégaden, P. Paris, JA. Bronstein, D. Lucas, JD. Dewitte. 10th International Symposium on Maritime Health, GOA (Inde), 23-26 septembre 2009 Prix du meilleur poster.

"Organisation of maritime health in hispano-francophone countries" ML Canals, D. Jégaden, M. Amsaf, MM. Rodriguez, E. Zotoua, D. Ntite. 10th International Symposium on Maritime Health, GOA (Inde), 23-26 septembre 2009

" Non-fatal pre-hospital emergencies among French navy war ships analyzed by the use of the EPISURV registration system" JA Bronstein, E. Dahl, U Vinsonneau, B Loddé, D Lucas, JD Dewitte, D Jégaden.

Communication au 11ème International Symposium on Maritime Health, Odessa (Ukraine), 6-10 septembre 2011

"Exercise and gastrointestinal-related symptoms in the French Navy: a survey of 1129 non-selected subjects" JA Bronstein, U Vinsonneau, B. Loddé, D. Lucas, JD. Dewitte, D. Jégaden. Communication au 11ème International Symposium on Maritime Health, Odessa (Ukraine), 6-10 septembre 2011

"A Transregional project for the creation of an Atlantic maritime training network" JD. Dewitte, R. Pougnet, B. Loddé, JA. Bronstein, D. Jégaden, A. Pomes. Communication au 11ème International Symposium on Maritime Health, Odessa (Ukraine), 6-10 septembre 2011

"Acute Phosphine poisoning aboard bulk carrier. Analysis of factors leading to fatal case" B. Loddé, JM. Letort, D. lucas, D. Jégaden, JA. Bronstein, R. Pougnet, JD. Dewitte. Communication au 11ème International Symposium on Maritime Health, Odessa (Ukraine), 6-10 septembre 2011

"Occupational asthma and sensitization to cereal in a population of port-silos workers" D. Lucas, B. Loddé, R. Pougnet, JA. Bronstein, JD. Dewitte, D. Jégaden. Communication au 11ème International Symposium on Maritime Health, Odessa (Ukraine), 6-10 septembre 2011

"Occupational asthma from metabisulfite in a fisherman" R. Pougnet, B. Loddé, D. Lucas, D. Jégaden, S. Bell, JD. Dewitte. Communication au 11ème International Symposium on Maritime Health, Odessa (Ukraine), 6-10 septembre 2011

« Transports maritimes : activité ancienne, risques nouveaux. » D. Lucas, 26èmes journées internationales méditerranéennes de Médecine du Travail Rennes 19/20 mai 2011

« Evolution comportementale des marins de commerce en rapport avec l'évolution technologique des navires ». D. Jégaden. 26èmes journées internationales méditerranéennes de Médecine du Travail Rennes 19/20 mai 2011

"Chemical injuries and intoxication on board". D. Lucas, B. Loddé, JD. Dewitte, R. Pougnet, JA. Bronstein, D. Jégaden. 2ème Congrès International de médecine maritime, tropicale et hyperbare, Gdynia, Pologne, 8-11 juin 2012

"Chemical injuries and intoxication on board". D. Lucas, B. Loddé, JD. Dewitte, R. Pougnet, JA. Bronstein, D. Jégaden. 2ème Congrès International de médecine maritime, tropicale et hyperbare, Gdynia, Pologne, 8-11 juin 2012

"Allergic diseases among seafarers and fishermen". B. Loddé, R. Pougnet, D. Lucas, D. Jégaden, JD. Dewitte. 2ème Congrès International de médecine maritime, tropicale et hyperbare, Gdynia, Pologne, 8-11 juin 2012

« Risque cardio-vasculaire et aptitude à la mer ». D. Jégaden. Communication au 6ème Congrès International Hispano-francophone de médecine Maritime. Tanger (Maroc) . 7 décembre 2012

« Discours d'ouverture du 12th International Symposium on Maritime Health » D. Jégaden, ISMH 12, Brest, 4 juin 2013

« L'étude de la disposition à l'ennui peut-elle être un outil pertinent dans la détermination de l'aptitude à l'embarquement ? » D. Jégaden. M. Rio, Communication au 7ème Congrès International Hispano-francophone de Médecine Maritime – inclus dans le 12th International Symposium on Maritime Health, Brest, 6 juin 2013

« The different effects of the physical and mental impact of ocean navigation on French oceanographers according to gender" M. Rio, A. Chalm, D. Jégaden. Communication au 12th International Symposium on Maritime Health, Brest, 4-7 juin 2013

"Assessment of chrome and nickel exposure during chemical tank reparation" D. Lucas, B. Loddé, R. Pougnet, JD. Dewitte JA. Bronstein, D. Jégaden. Communication au 12th International Symposium on Maritime Health, Brest, 4-7 juin 2013

« International postgraduate courses in maritime medicine, a challenge to joint universities."ML. Canals, P. Nogueroles, F. Rodriguez, MR. Fenoll, D. Jégaden, MM. Rodriguez. Communication au 12th International Symposium on Maritime Health, Brest, 4-7 juin 2013

« Occupational contact dermatitis from protein in sea products: who is most affected: the fisherman or the chef?" B. Loddé, AM. Roguedas-Conrtios, D. Jégaden, R. Pougnet, JD. Dewitte, L. Misery. Communication au 12th International Symposium on Maritime Health, Brest, 4-7 juin 2013

"Medical clearance before boarding oceanographic vessels" D. Jégaden. Communication au Congrès IRSO, Nantes, 10 septembre 2014

"Pathologie des sous-mariniers" D. Jégaden. Communication au 4e Congrès national Vietnamien de médecine maritime, Haiphong (Vietnam), 10 octobre 2014

« Dépression chez les officiers de la marine marchande » D. Jégaden Communication au 9e Congrès International Hispano-francophone de médecine maritime, Agadir, 15 octobre 2015

« La transgression des règles à la pêche maritime : causes et conséquences » D. Jégaden, B. Loddé, Communication au 28ème Congrès méditerranéen de médecine du travail, Marrakech, 15 novembre 2015

« Nouvelle vision de l'aptitude médicale à l'embarquement maritime dans le cadre de la Convention du Travail maritime 2006 (MLC 2006)» D. Jégaden, JD. Dewitte. Communication au 28e Congrès méditerranéen de médecine du travail, Marrakech, 15 novembre 2015

« Retentissement du mal de mer sur le travail des océanographes français » D. Jégaden, M. Rio. Communication au 5e Congrès National

Vietnamien de médecine maritime, Haiphong (Vietnam), 26 mars 2016.

« Modifications des EFR chez les plongeurs professionnels » JD. Dewitte, R. Pougnet, L. Pougnet, A. Henckes, D. Lucas, D. Jégaden, B. Loddé. Communication au 5e Congrès National Vietnamien de médecine maritime, Haiphong (Vietnam), 26 mars 2016.

« Synthèse de la littérature sur la pollution aérienne en milieu maritime » D. Jégaden, D. Lucas Communication au 10ème Congrès International Hispano-francophone de médecine maritime, Paris, 6-7 octobre 2016

« Phosphine exposure in maritime transport. About two cases of this real and important risk." D. Lucas, T. Sauvage, B. Loddé, D. Jégaden, JD Dewitte, JP Auffray. ISMH 14 Manilla 20 march 2017

« Artériopathies oblitérantes des membres inférieurs chez les gens de mer » Y. Marie, D. Jégaden Communication au 3e congrès de la Société d'hygiène et de médecine du travail dans les Armées. Vichy, 8-10 octobre 1989.

« Aptitude physique des gens de mer » Y. Marie, D. Jégaden Communication (poster) XXIe journées nationales de médecine du travail, Rouen, 12 au 15 juin 1990

« Bruit à bord des navires de pêche au large » M. Andro, D. Jégaden, Y. Marie, C. Le Pluart. Communication au 4e congrès de la Société d'hygiène et de médecine du travail dans les Armées. Brest, 18 au 20 septembre 1990

« Evaluation des risques à bord des navires d'Ifremer : le point de vue du médecin du travail » D. Jégaden. Communication aux 8es Journées des Gens de mer, Paris, 5-6 février 2004

« Les professionnels non marins qui naviguent : statuts et aptitude » D. Jégaden, JD Dewitte. Communication au Congrès National de médecine du Travail, Bordeaux, 3-6 juin 2004

« La santé des marins-pêcheurs : passé, présent et perspectives d'avenir. D. Jégaden, Communication aux journées de réflexion sur les risques professionnels des marins pêcheurs, Observatoire des Droits des Marins, Nantes, 17-18 mars 2005

« Rapports entre bruit et accidents à la pêche maritime » D. Jégaden, B. Loddé, D. Lucas, JD. Dewitte, Communication à la 5ᵉ Journée marocaine des gens de mer, Agadir (Maroc), 26 juin 2008

« L'aspect médico-légal de la mort humaine en mer. » B. Loddé, D. Jégaden, D. Lucas, JA. Bronstein, JM. Letort JD. Dewitte, Communication aux 4ᵉˢ Journées Européennes de Médecine d'Urgences Maritimes. Biarritz, 4-5 novembre 2009

"Le stress et l'ennui chez les marins" D. Jégaden. Communication aux Journées Internationales de l'Enseignement et de la Recherche maritimes « L'homme au cœur de la sécurité maritime » Marseille, 25 et 26 mars 2010

"Transport maritime : activité ancienne, risques nouveaux" D. Lucas, D. Jégaden, B. Loddé, R. Pougnet, JD. Dewitte. Journées de Médecine Maritime 2012, 27/28 septembre, Marseille

« Les problèmes de santé des marins » D. Jégaden Communication à la journée de Roscoff, Institut Régional de Bretagne, 14 octobre 1991

« La pathologie des marins professionnels » D. Jégaden. Communication à la journée « La pratique médicale et la mer », UBO, Faculté de médecine, 11 janvier 1996

« Organisation du travail en mer et vigilance » D. Jégaden. Rapport introductif au thème « Sommeil et vigilance en mer – Colloque « Mer & Santé », Brest, 20 et 21 septembre 2001

« Des professionnels non-marins... qui naviguent. Statuts et problèmes d'aptitude » D. Jégaden. Communication aux journées de la Société de Médecine du travail de l'Ouest, Nantes, 21 novembre 2003

« La réaction à *Asparagopsis Armata* » D. Jégaden, B. Loddé, D. Lucas, JD. Dewitte. Communication au 2ᵉ Congrès de dermatologie maritime, Douarnenez, 26 juillet 2006

« De la Dermatologie maritime à la médecine maritime » D. Jégaden, A. Cénac, B. Loddé, JD. Dewitte, L. Misery. Communication au 2e Congrès de Dermatologie maritime, Douarnenez, 26 juillet 2006.

« Les Travailleurs de la mer » D. Lucas, D. Jégaden, B. Loddé, JD. Dewitte. Communication aux 9es Journées de FMC du Groupement Lyonnais d'Allergologie. Lyon, 12 octobre 2007

« Mal de mer et mal de débarquement » D. Jégaden. Communication à la Journée scientifique de la SFMM. Landerneau, 20 juillet 2010

"L'idéologie défensive de métier chez les marins pêcheurs" D. Jégaden. Communication au Congrès de la Société de médecine et de Santé au Travail de l'Ouest - Brest, 10 et 11 avril 2014

« L'ennui chez les marins, une autre manière d'étudier les RPS » D. Jégaden, Université d'été de l'UBO, 18 septembre 2015.

« Historique des traités et ouvrages de médecine maritime » D. Jégaden. Soirée de présentation du Traité de médecine maritime. Brest, 26 novembre 2015

« Le mal de mer, nouvelles données » D. Jégaden M. Rio. Communication au 7e Congrès de dermatologie maritime, Brest, 12 juillet 2016

« L'histoire de la médecine maritime à travers quelques controverses médicales » Communication à la journée des 20 ans de la SFMM, Brest, 20 septembre 2021

« Santé mentale des gens de mer en France : approche générale et historique ». Communication aux 20èmes journées de la médecine des gens de mer. Brest, 8 juin 2023

Manifestations scientifiques auxquelles a participé la SFMM de 2001 à 2024

1er Colloque Mer et Santé 20-21 septembre 2001. Brest, SFMM

7ème Congrès International de Médecine Maritime. Tarragone et Barcelone, 23-26 avril 2003

2ème colloque Mer et Santé. Brest, 25-26 septembre 2003. SFMM

Workshop de l'IMHA "formation en médecine maritime". Barcelone, novembre 2003

Workshop "Collection and validations of data in Maritime medicine" organisé par la SFMM et l'UBO sous l'égide de l'IMHA (International Maritime Health Association. Cet atelier a réuni à Brest, les 2 et 3 juillet 2004 une vingtaine de représentants de différents pays (Espagne, Allemagne, Danemark, Suède, Philippines, Vietnam, Lettonie et France), pour discuter de l'élaboration d'une base de données internationale en médecine maritime.

1er Symposium National Vietnamien de Médecine maritime à Haiphong (23 - 24 août 2004) : la SFMM et l'IMHA ont parrainé la naissance de la Société Vietnamienne de Médecine Maritime, créée au cours de ce symposium. Le Pr Nguyen Truong Son, directeur de l'Institut national vietnamien de médecine maritime de Haiphong en est le premier président.

9ème Congrès national Espagnol de médecine maritime. La Corogne - 7/10 octobre 2004

Réunions de travail de préparation du dossier concernant le projet européen "Medmar : la formation post-universitaire en médecine maritime dans l'Europe

des 25" La SFMM est partenaire du projet, l'UBO étant l'université coordinatrice. 24 participants européens.

Journées de travail organisées par l'Observatoire des droits des marins sur "les risques professionnels à la pêche" Nantes, 17-18 mars 2005

8ème International Symposium on maritime Health. Rijeka-Croatie - 8 au 13 mai 2005

2èmes Journées Marocaines de médecine des Gens de Mer - Agadir, 1er juillet 2005

3ème Colloque "mer et Santé" SFMM, Brest, 15 et 16 octobre 2005

14èmes Journées marocaines de médecine du travail. Casablanca, 10 novembre 2005

Participation au Conseil d'Administration de la Société Vietnamienne de médecine Maritime, Haiphong, 19 février 2006

Premières Journées européennes de médecine d'urgences maritimes. Le Havre, 17-18 avril 2006

Troisième journée marocaine de médecine des gens de mer Agadir, 6 juillet 2006

2ème Congrès de Dermatologie Maritime. Tréboul, 26 juillet 2006

Symposium International ERGOMARE sur la sécurité à la pêche. Lorient, 5-6 octobre 2006

10^{è} Congrès National Espagnol de Médecine maritime. Ténérife, 26 octobre 2006

2ème **Cours international de médecine maritime au VINIMAM.** Haiphong, 19-23 mars 2007

2ème **Journées Européennes de médecine d'urgences maritimes.** Toulon, mai 2007

9ème **Symposium International de Médecine Maritime.** Esbjerg, Danemark, 3-6 juin 2007

4ème **Journée nationale marocaine de médecine des gens de mer.** Agadir, 28 juin 2007

1er **Congrès International hispano-francophone de médecine maritime.** Brest, 11 et 12 octobre 2007

Workshop international coorganisé par l'IMHA et la SFMM, sur les troubles métaboliques des marins. Brest, 13 octobre 2007

2ème **Congrès de la Société Vietnamienne de médecine maritime.** Haiphong, 9 et 10 novembre 2007. Signature d'une convention entre la SFMM et le VINAMAHA.

3èmes **journées Européennes de médecine d'urgences maritimes (JEMUM3).** Brest, 12 et 13 juin 2008

5ème **journée de médecine marocaine des gens de mer.** Agadir, 26 juin 2008.

2ème **Congrès International Hispano-francophone de médecine maritime.** Carthagène (Espagne) **3** et 4 octobre 2008

3ème **Congrès International Hispano-francophone de médecine maritime.** Agadir (Maroc) 2 et 3 juillet 2009

10th **International Symposium on Maritime Health (ISMH10).** GOA (Inde), 23-26 septembre 2009

4èmes **Journées Européennes de Médecine d'Urgences Maritimes.** Biarritz, 4 et 5 novembre 2009

Journées Internationales des Amis de l'Université Maritime Mondiale sur le thème "L'Homme au centre de la Sécurité Maritime". Marseille, 25-26 mars 2010.

Journée scientifique Brestoise de la SFMM. Landerneau, 20 juillet 2010

Congrès de Dermatologie maritime. Landerneau, 21 juillet 2010

15èmes **Journées de médecine des gens de mer.** Marseille. 30 septembre 2010

Journées de la Société méditerranéenne de médecine d'urgences maritimes. Marseille, 1er octobre 2010

3ème **Congrès national Vietnamien de Médecine maritime.** Haiphong, 14 novembre 2010.

11th **International Symposium of Maritime Health (ISMH11).** Odessa (Ukraine) Septembre 2011

5ème **Congrès International hispano-francophone de médecine maritime.** La Corogne (Espagne), **19 et 20 octobre 2011.**

5ème **Cours International de médecine maritime du VINIMAM.** Haiphong, 24 octobre au 29 octobre 2011

Rencontre SFMM / Pôle Mer Bretagne. Brest, 7 novembre 2011

IIème **Congrès International de médecine Maritime, Tropicale et Hyperbare.** Gdynia, Pologne. 8 au 11 juin 2012

Journées de médecine maritime. Marseille, 27-28 septembre 2012

Cours International de médecine maritime du VINIMAM. Haiphong, **19** au 23 novembre 2012

6ème Congrès International Hispano-francophone de Médecine Maritime. Tanger – Maroc, **7 décembre 2012**

12th International Symposium on Maritime Health (ISMH12) 4/7 juin 2013, BREST (organisé par la SFMM)

7ème Symposium International Hispano-francophone de Médecine Maritime. Brest, 6 juin 2013

9èmes Assises de la coopération décentralisée franco-Vietnamienne. Brest, 10 juin 2013

7ème Cours international de médecine maritime du VINIMAM. Haiphong – Vietnam, 1er au 7 mars 2014

Congrès de la Société de Médecine et de Santé au Travail de l'Ouest (en collaboration avec la SFMM) Brest, 10 et 11 avril 2014

Journées de médecine maritime de Marseille - 25 et 26 septembre 2014

4ème Congrès national Vietnamien de médecine maritime. Haiphong, 11 octobre 2014

8ème Congrès International Hispano-francophone de Médecine Maritime. Barcelone, 17 et 18 octobre 2014

8ème Cours international de médecine maritime du VINIMAM. Haiphong – Vietnam, 23 au 27 mars 2015

Séminaire "Risque amiante à bord des navires". Brest, 19 et 20 mars 2015. Coorganisé par STI, SFMM et UBO

13ème International Symposium on Maritime Health (ISMH13). Bergen (Norvège), 5 juin 2015

Université d'été UBO "La mer et ses marins - Approches interdisciplinaires sur la santé au travail des marins" Brest, 18-19 septembre 2015

9ème Congrès International Hispano-francophone de médecine maritime. Agadir, 15 octobre 2015

28ème Congrès méditerranéen de médecine du travail. Marrakech, 14-15 novembre 2015

5ème Congrès National Vietnamien de médecine maritime, Haiphong, 25 mars 2016

7ème Congrès de dermatologie maritime, Brest, 12 juillet 2016

Journées de médecine maritime regroupant le 10ème Congrès International hispano-francophone de médecine maritime, les 18èmes Journées des Gens de mer et les 3èmes journées d'urgences maritimes, Paris - La Défense, 6 et 7 octobre 2016

Réunion d'information "Prévenir le risque chimique lié à l'ouverture des conteneurs". Marseille, 21/10/2016

Workshop ISAF / IMHA "Medical support for offshore races", Barcelone, 04/11/2016

COPACAMU 2017, mars 2017, Marseille (Pr Auffray)

14ème International symposium on maritime health (ISMH14), Manille (Philippines). 21-23 mars 2017

Journées thématiques SFMM, Lorient, 12-13 mai 2017

11ème Congrès International Hispano-francophone de médecine maritime, Panama, 2 - 22 septembre 2017

12ème Congrès International Hispano-francophone de médecine maritime, Assilah (Maroc) - 10 novembre 2018

Les Journées de médecine des gens de mer Le Havre, 28-29 mars 2019

Les 20 ans de la SFMM Brest, 18 septembre 2021

1er Congrès de l'urgence médico-psychologique des gens de mer Saint Nazaire 7-8 octobre 2021

Journées 2022 SFMM de médecine maritime Marseille 14/15 octobre 2022

20èmes Journées de médecine des gens de mer. Brest, 8 et 9 juin 2023

16ème International Symposium on Maritime Health (ISMH16), Athènes 4-8 octobre 2023

Journée internationale sur la formation en médecine maritime (SEMM), Tarragone, 14 octobre 2023

2ème journée scientifique du CRAPEM. Le Havre, 12 mars 2024

14ème Congrès International hispano-francophone de médecine maritime. Tarragone, 24 avril 2024

L'auteur

Le docteur Dominique Jégaden est né le 23 juin 1948. Il est ancien élève de l'École principale du service de santé de la Marine à Bordeaux (promotion 1967). Nommé médecin-major de l'escorteur d'escadre *Forbin* (conserve du PH *Jeanne d'Arc*) en 1975-76, puis médecin-major de la frégate *Duguay Trouin* en 1976-1977. Il intègre le Service de santé des gens de mer en 1980 : quartier du Guilvinec (1980-1982), puis quartier de Saint-Malo (1982-1987). Promu ensuite médecin-chef de l'Arsenal de Lorient (1987-1993). Il quitte le service de santé des Armées en 1993.

Le Dr Jégaden est à l'origine du diplôme universitaire de médecine maritime (DUMM) en 1998, puis co-fondateur de la Société Française de médecine maritime, dont il sera le président de 2003 à 2016. Promu maître de conférences associé à l'Université de Bretagne Occidentale en 2004. Médecin du centre Ifremer de Brest et de Genavir de 2002 à 2016.

Le Dr Jégaden est chevalier de l'Ordre National du Mérite et chevalier de l'Ordre du Mérite maritime. Il est aussi professeur honoraire de l'Université de médecine et de pharmacie de Haiphong. Il a reçu la médaille de bronze du Service de Santé des Armées pour travaux scientifiques et techniques en 1988.

www.bod.fr